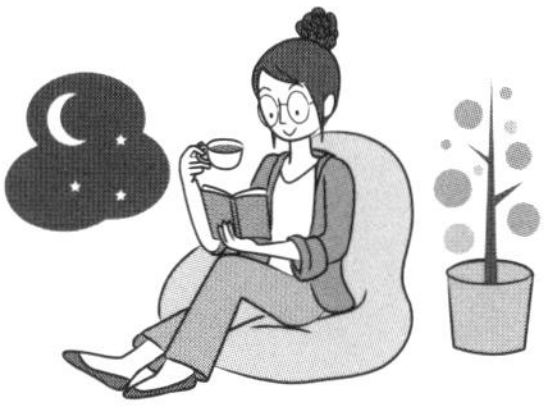

睡眠のしくみ

坪田 聡：監修

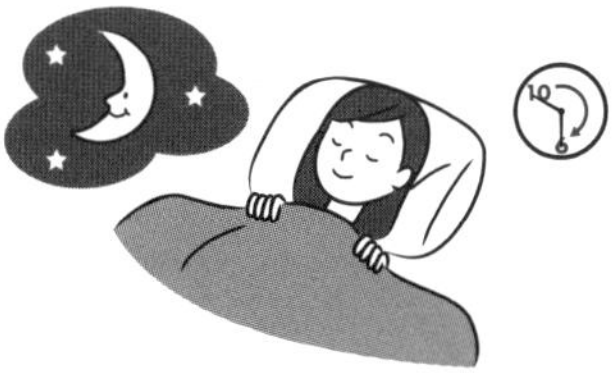

成美堂出版

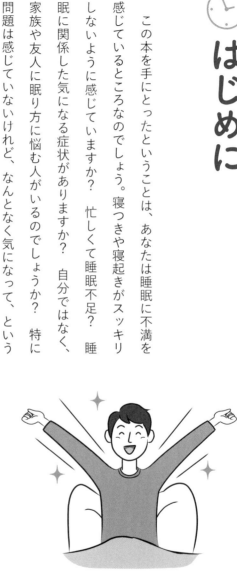

はじめに

この本を手にとったということは、あなたは睡眠に不満を感じているところなのでしょう。寝つきや寝起きがスッキリしないように感じていますか？　忙しくて睡眠不足？　睡眠に関係した気になる症状がありますか？　自分ではなく、家族や友人に眠り方に悩む人がいるのでしょうか？　特に問題は感じていないけれど、なんとなく気になって、ということもあるかもしれません。自分では問題がないつもりでも実はうまく眠れていなかったり、自分で思っている以上に睡眠不足だったりということはよくあるのです。

睡眠の質を上げることは、心身の健康につながるといわれていますが、そもそも「質のいい睡眠」とはどのような状態なのでしょうか？　厚生労働省では次のような指標を示しています。

●規則正しい眠りと覚醒のバランスが維持できており、夜と日中のメリハリがある
●十分な睡眠時間が確保できており、昼間に居眠りをしたり強い眠気に襲われたりすることはなく、心身共に健康な状態で過ごしている
●夜中に目が覚めることが少なく、睡眠時間が安定している　●朝スムーズに目覚める
●起床後にすぐに活動できる　●ベッドや布団に入ってから短時間で眠れる
●ぐっすり寝たという感覚を得られている　●昼間の疲労感が少ない

この指標から、質のいい睡眠とは、夜に眠れるだけでなく、日中の活動にも影響を及ぼしていることがわかります。

ストレスの多い現代社会において、不眠に悩む人も少なくないでしょう。睡眠にまつわる障害は、さまざまな病気にも深く関わっていることがわかっています。治療や改善が大切なのはもちろん、予防も大切なのです。この本のなかでは、ぐっすりと眠るためのノウハウだけでなく、忙しい日々のなかでうまく睡眠をとっていくための、効率的な昼寝方法、朝型やショートスリーパーになる方法、自己覚醒法などのスキルもたくさんご紹介しています。

良質な睡眠は、人生を豊かにしてくれるもの。この本によって毎日の快眠を、ひいては幸せな人生を手に入れる人が増えてくれることを願っています。

医師・医学博士　坪田 聡

もくじ

Part 2 今すぐ生活に取り入れよう！ 睡眠の質を高める生活習慣と環境の整え方

Part 4
よりよい眠りを手に入れる！ 今までの意識を変える快眠の新常識

Part 1

睡眠時間は長いほどいいは大間違い！

知っておくべき睡眠のメカニズム

「寝る子は育つ」ということわざがあるように、寝れば寝るほど体にいいと思っている人も多いことでしょう。成長期にはたっぷりの睡眠時間が必要ですが、成長や老化にともない必要な睡眠時間は変化します。まずは睡眠と体の関係性や睡眠のメカニズムなど、眠りの基本を知りましょう。

毎日の良質な睡眠で病気をふせぐ

健康・長寿の基本は睡眠にあり！

質のよい睡眠は病気の予防になる

睡眠は、健康的な生活を送るうえでもっとも重要なもののひとつ。毎日質の高い睡眠がとれていれば体は健康になり、逆に睡眠がうまくとれていなければ、健康を損なってしまいます。このことは、カリフォルニア大学のブレスロー教授が提唱し世界に広く知られている、「ブレスローの7つの健康習慣」からもよくわかります。

これらの7つの健康習慣は、実践することで健康を保ち、寿命をのばすことができるというもの。一見すると「睡眠」は7項目のうちの1項目にすぎないように見えますが、よく見ると睡眠以外の項目は「良質な睡眠をとるための条件」でもあるのがわかります。つまり、**健康と寿命にもっとも重要な要素は睡眠**なのです。

逆に睡眠が不足した場合、体はホルモンや自律神経のバランスが崩れ、生活習慣病が発症・悪化しやすくなり、動脈硬化が促進されやすい状態に。心筋梗塞や脳血管疾患、がんなど、さまざまな病気の発症リスクが高まります。さらに体の免疫力も低下するため、菌やウイルスに感染しやすくなり、感染症からの回復も遅くなってしまうのです。睡眠時間が5時間未満の人は7時間以上の人に比べ、3倍も感染症にかかりやすくなるとのデータもあります。まさに、**睡眠不足は万病のもと**なのです。

ブレスローの7つの健康習慣

アメリカのブレスロー博士が約 7000 人を調査し提唱した、生活習慣と健康度についての研究成果です。生活習慣病の予防や改善、その後の寿命の長さにも大きく関わり、実践しはじめるのが早ければ早いほど効果が期待できます。

1

適正な
睡眠をとる

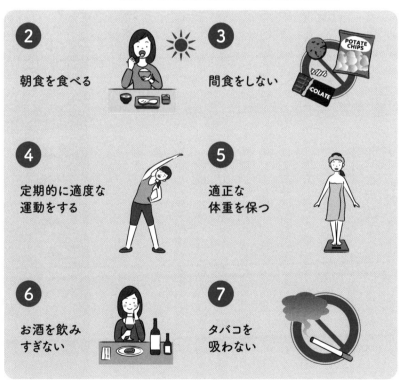

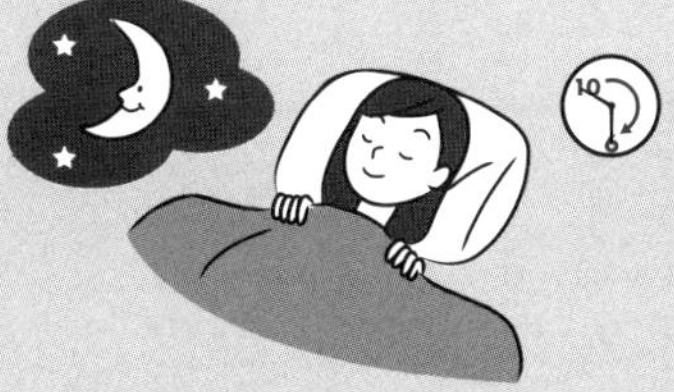

2

朝食を食べる

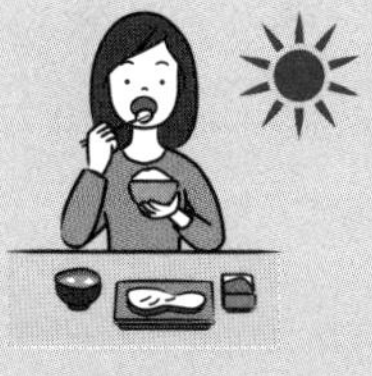

3

間食をしない

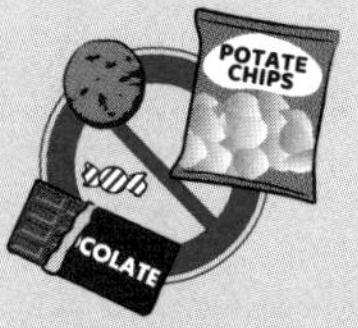

4

定期的に適度な
運動をする

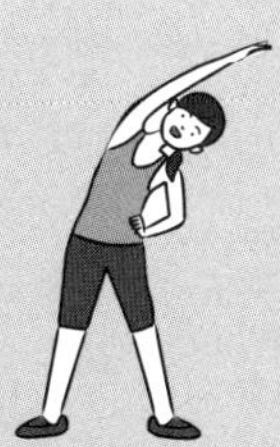

5

適正な
体重を保つ

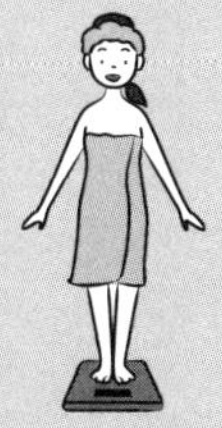

6

お酒を飲み
すぎない

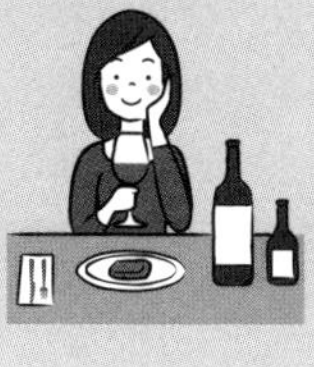

7

タバコを
吸わない

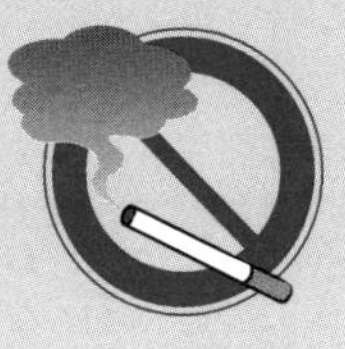

もっとも大切なのは「睡眠」！
それ以外は「質のよい睡眠のための準備」

眠っているとき、体内では何が起きている？

睡眠は脳と体のメンテナンス時間

ホルモンが体内サイクルを整える

睡眠は健康に大きく関わり、特に体調を整えるために必要不可欠なふたつの役割を果たしています。そのふたつとは、**「脳と体のクールダウン」と、「脳と体のメンテナンス」**です。

「脳と体のクールダウン」とは、日中に活動した脳と体を冷やして休ませること。私たちの体は、体温が下がると眠気を覚え、体温が高くなると目が覚めます。睡眠中は体温が低くなるため、脳と体が休息できるのです。クールダウンと同時に、体内では壊れた細胞の修復や再生が行われ、細胞のサイクルを整えます。これが「脳と体のメンテナンス」で、「成長ホルモン」の働きによるもの。このホルモンは細胞の修復や再生に欠かせないタンパク質の合成を促す役割を持ち、疲労回復効果もあるのです。

成長ホルモンは1日中分泌されますが、睡眠中の分泌量がもっとも多く、特に入眠後の最初の深い睡眠時に大量に分泌されます。この分泌のピークは「成長ホルモンのシャワー」と呼ばれており、睡眠のゴールデンタイムといわれることも。詳しくは26ページでご紹介します。そして、活動状態から睡眠状態へと、**脳と体をスムーズに切り替えてくれるホルモンが「コルチゾール」と「メラトニン」**。「成長ホルモン」と合わせて、良質な睡眠に欠かせないホルモンです。

眠りに関わるふたつのホルモン

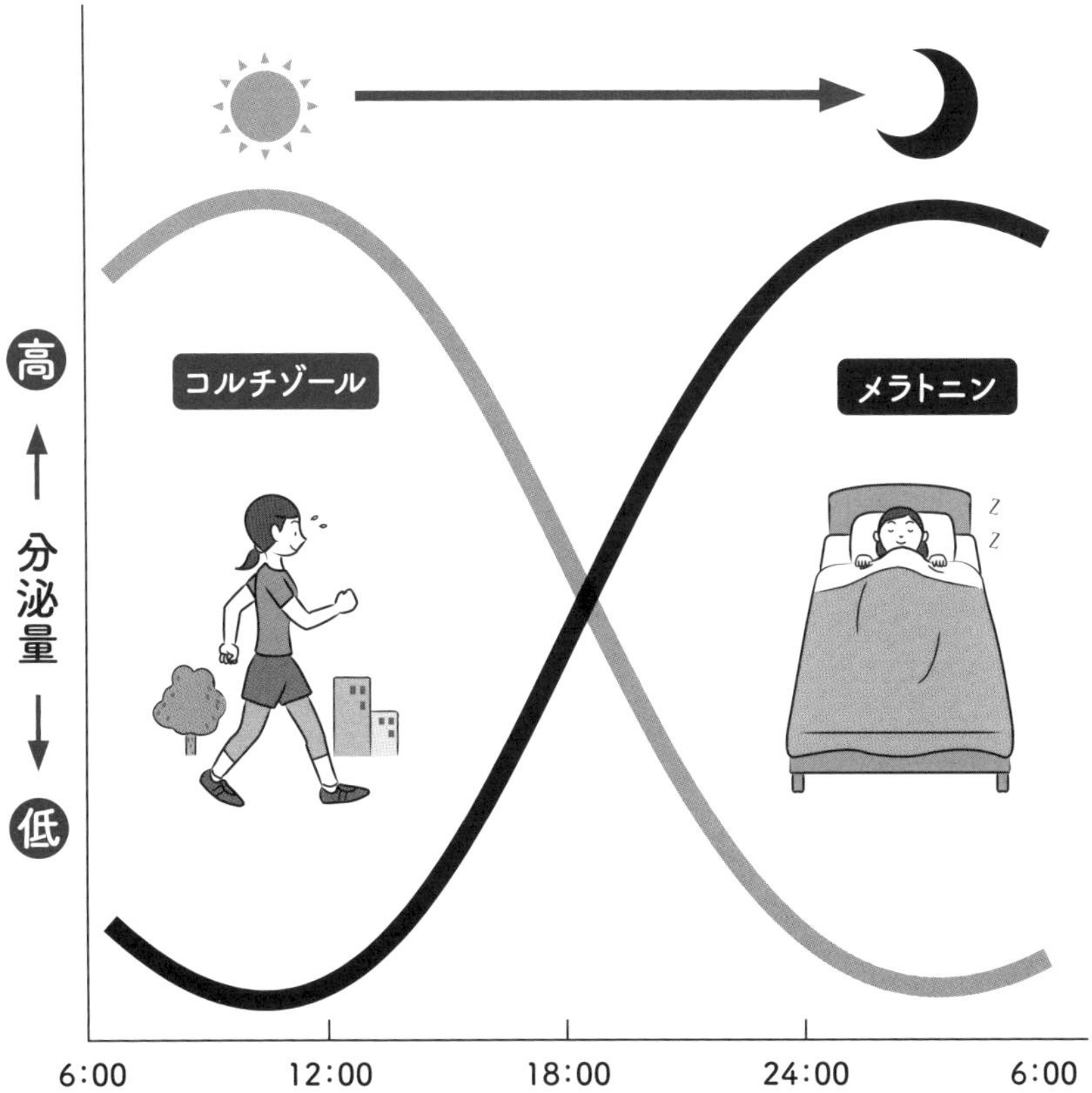

目が覚める!

コルチゾール

ストレスに反応して分泌されるため「ストレスホルモン」ともいわれる。朝に分泌量が増え、血糖値や血圧を上げて、体を覚醒・起床しやすい状態にする。代謝の促進や免疫を調整する効果もある。

よく眠れる!

メラトニン

「睡眠ホルモン」とも呼ばれる。心身をリラックスさせ、自然な眠りを誘う作用がある。太陽光や強い光を受けると減り、光を浴びてから14～16時間経つと分泌量が増えはじめる。成長ホルモンの分泌を促す効果もある。

疲れたときや夜に自然と眠くなるのはなぜ？

眠気から覚醒までの睡眠メカニズム

睡眠リズムを決める体の時計

人が眠気を感じる仕組みは、ふたつの要因に大別されます。**脳や体が疲れて眠くなる場合と、夜になって眠くなる場合です。**

疲れたときに眠くなる仕組みは「恒常性維持《こうじょうせいいじ》機構《きこう》（ホメオスタシス機構）」と呼ばれるもので、体の状態を一定に保とうとする反応です。日中に脳が活動すると、その疲労度に応じて脳内や体液中に「睡眠促進物質（睡眠物質）」がたまり、眠気が起こるのです。この物質は眠ることで分解され、脳と体が覚醒します。

夜になると眠くなる仕組みは、「体内時計」からくる反応です。これは私たちの体が、体温やホルモン分泌などの生きるために必要な体内活動を、地球の自転周期である約24時間の周期で変化させていくための機能。このリズムは「約1日＝概日《がいじつ》」の意味から「概日リズム（サーカディアンリズム）」と呼ばれます。

概日リズムを刻む体内時計は、脳内にある時計機能「中枢《ちゅうすう》時計」が、体のあちこちの細胞内にある時計遺伝子「末梢《まっしょう》時計」を統制する形で体のリズムを整えています。この体内時計は、朝日や2500ルクス以上の強い光が目に入ることでリセットされます。それによって地球と体のリズムが合い、夜になると眠くなり、朝になると目が覚めるサイクルが生まれるのです。

体内時計と概日リズム

〈概日リズム〉

体内周期と地球の周期とが噛み合って刻まれる、朝から夜までの１日のリズム。

（例）

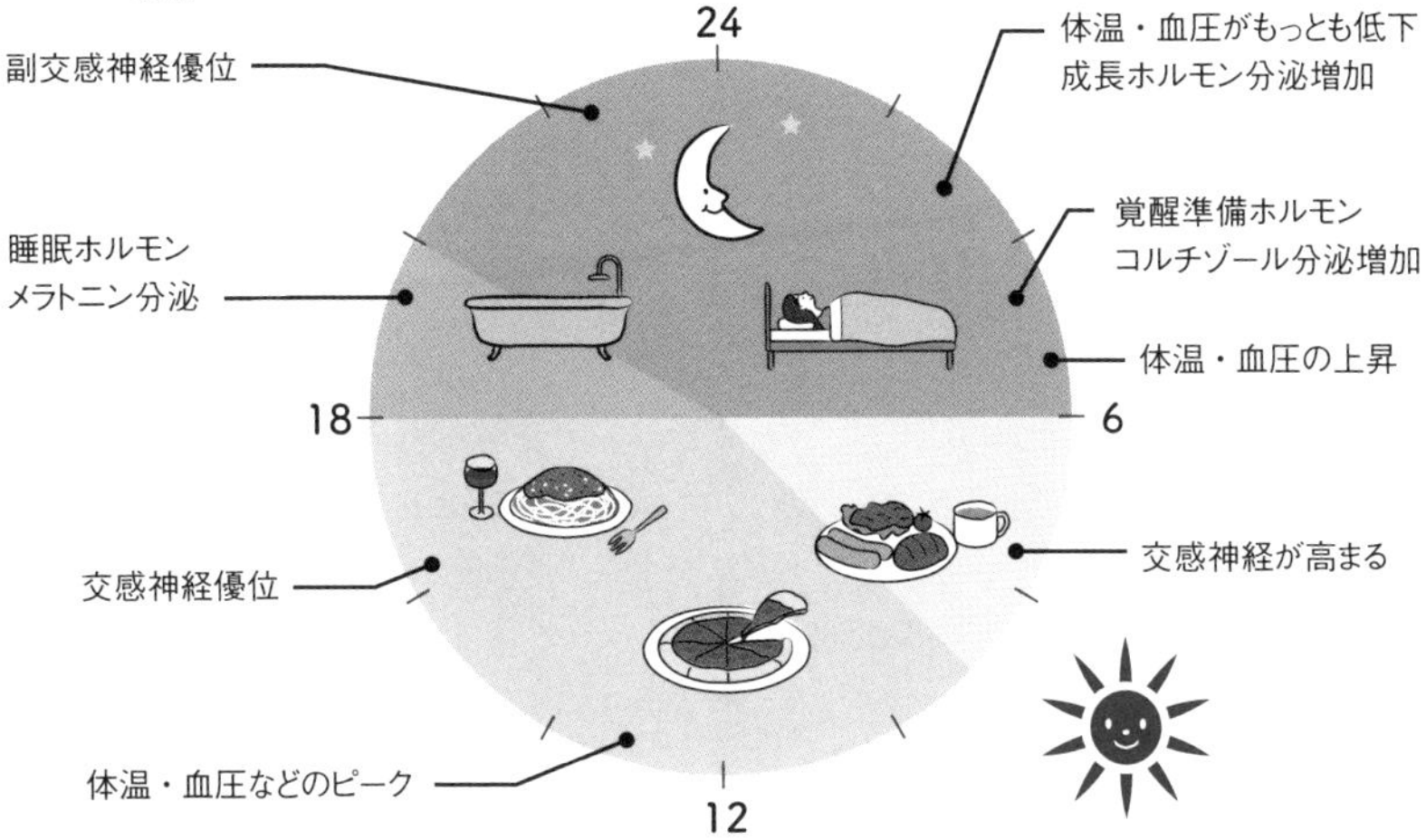

〈体内時計〉

中枢時計と末梢時計が互いに影響し合う形で成り立ち、生理的活動の周期を作る。

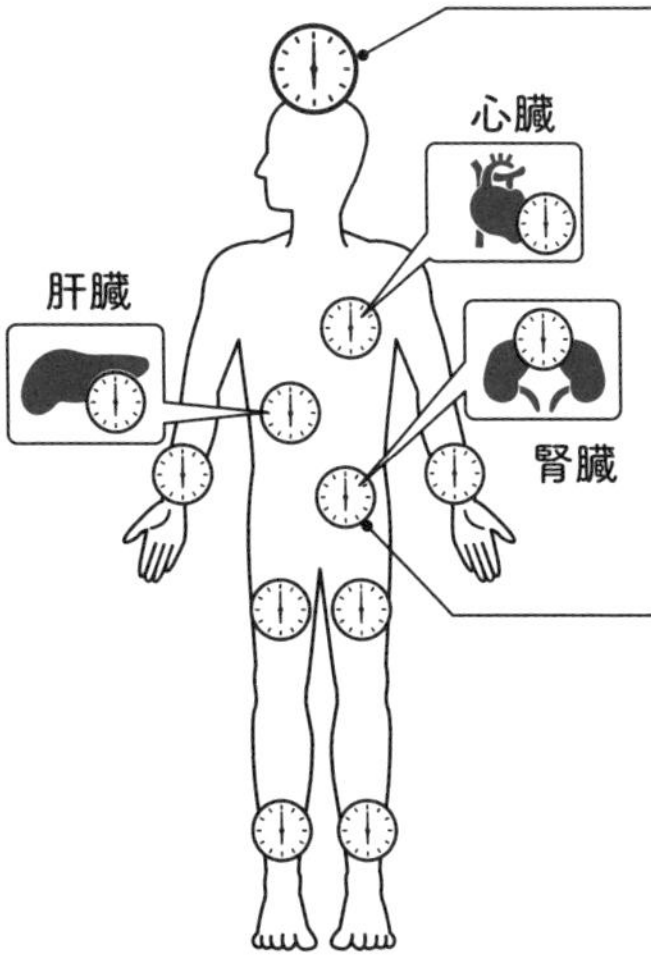

脳内にある

中枢時計

体内の神経や血中のホルモン濃度などをコントロールし、体全体の統制を司る機関。親時計とも呼ばれる。脳内の、自律神経の中枢である視床下部の「視《し》交《こう》叉《さ》上《じょう》核《かく》」内にある。目から入る光の影響を受けて生体リズムを整え、概日リズムを形成する。

体内のそれぞれの組織にある

末梢時計

内臓や筋肉などのあらゆる組織に存在し、代謝やイオン濃度の調節など、組織に応じた機能を制御する遺伝子。子時計とも呼ばれる。それぞれ独自のリズムを刻み、中枢時計によって制御される。光のほかに、食事状況や運動などからも影響を受ける。

年齢によって眠り方はどう変化する？

50代から「睡眠力」が落ちはじめる

脳の老化で深い眠りが減る

　中高年になると、「若い頃と比べてよく眠れなくなった……」と感じる人が増えてきます。**質の高い睡眠をとる力＝睡眠力が衰えてしまう**のです。睡眠力は10代がもっとも高く、その後は徐々に衰え、50代に差しかかる頃に大きく低下します。これは、脳内にある松果体《しょうかたい》の機能が、老化によって低下するためです。松果体は睡眠ホルモンである「メラトニン」（12ページ）を分泌する役割を持つ器官。この松果体が衰え、**メラトニンの分泌が減るために、脳や体が深い眠りに入りにくくなる**のです。なお**睡眠は「レム睡眠」「ノンレム睡眠」の2種類**に分けられます。**「レム睡眠」は体の眠り**で、夢を見るのはこの段階。**「ノンレム睡眠」は脳の眠りで、睡眠の深さにより4段階**に分かれます。

　寝つくとき、まず浅いノンレム睡眠に入り、そこからさらに深いノンレム睡眠へ入っていきます。そしてもっとも深いノンレム睡眠段階であるレベル4に達すると、また浅い眠りへ戻ってくるのです。この「浅い眠り→深い眠り→浅い眠り」のリズムについては、19ページでご紹介します。加齢によって睡眠力が衰えることで入りにくくなるのは、このノンレム睡眠のレベル3、4の深い眠り。特に60歳以上になると、睡眠レベル1、2にとどまることが多くなります。

睡眠レベルは年齢でこんなに変わる!

子どもや成人は眠りの最初の周期から睡眠段階 3、4 の深い眠りに入りますが、高齢になると深い眠りに入ることが減ったり、入れなくなったりします。深い眠りが減ると、夜中に起きる「中途覚醒」をしやすくなり、睡眠時間も短くなりやすいです。

子ども

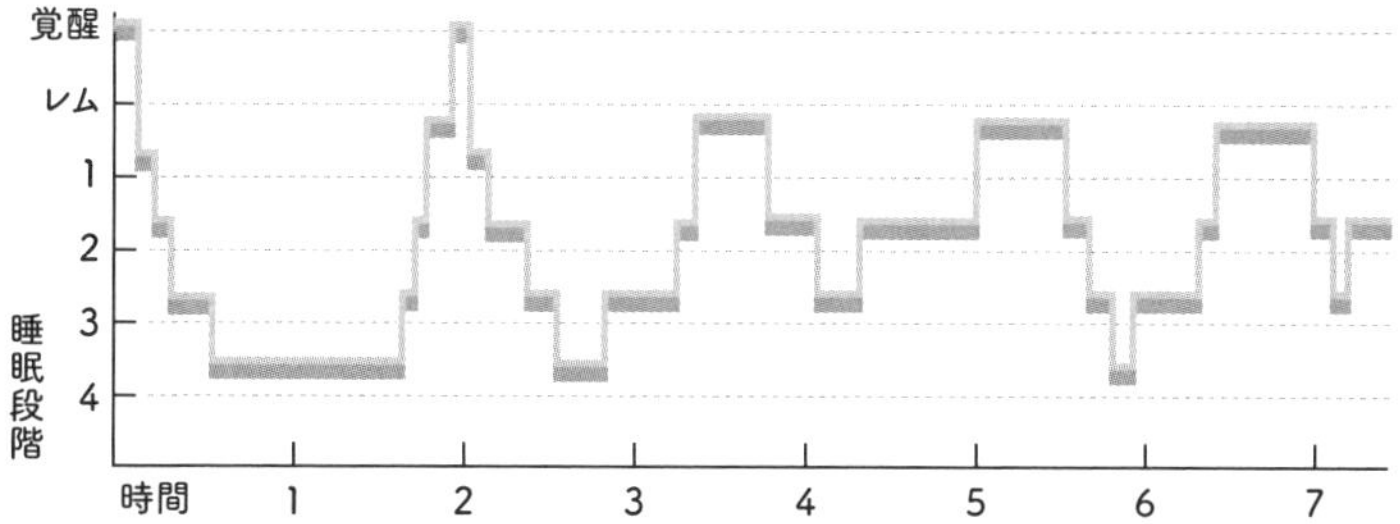

成人

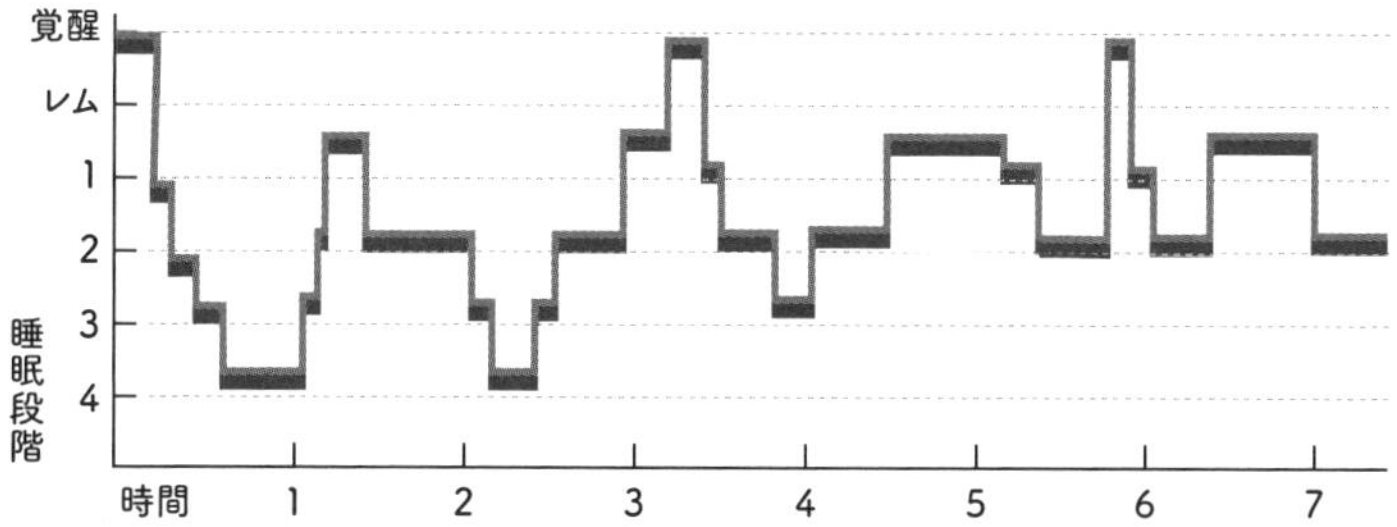

高齢者

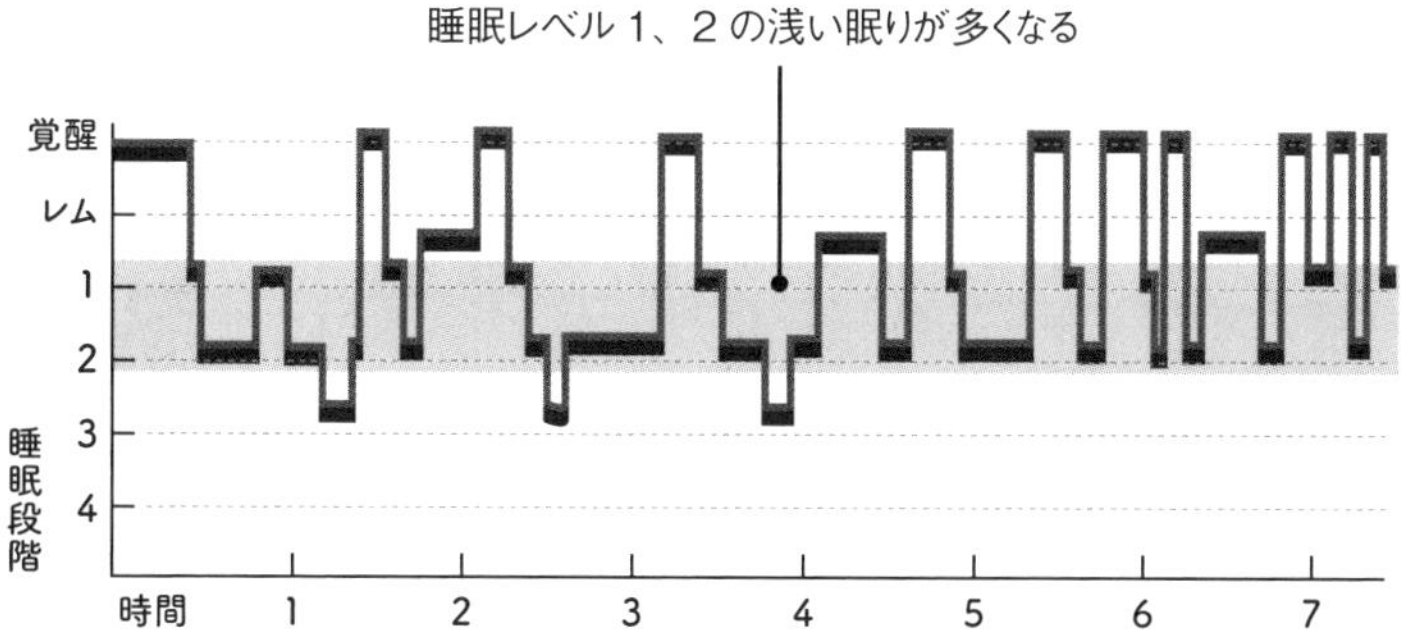

眠りが浅いか深いかだけじゃない！

レム睡眠・ノンレム睡眠の違いとは？

脳の状態が大きく変わる

「レム睡眠」と「ノンレム睡眠」は睡眠の浅さ・深さだけではなく、睡眠の性質そのものが全く異なります。

レム睡眠の〝レム（REM）〟の由来は、〝急速眼球運動（Rapid Eye Movement）〟。その名前のとおり、**レム睡眠中は、閉じたまぶたの下では眼球が盛んに動いています。**これはレム睡眠のときには、**体は筋肉の緊張をといて休息状態になるけれど、脳は目覚めているときと同じかそれ以上に活発に活動しているため。**このあいだ、脳内では記憶の整理や固定が行われていま す。また、夢を見るのはほとんどがレム睡眠中。

それに対し**ノンレム睡眠中には、脳はほぼ完全に休止状態**となります。これは哺乳類や鳥類など、大脳の発達した動物にだけ見られる眠り。脳の進化の過程で獲得した、**脳を休めるための眠り**なのです。ノンレム睡眠中は**夢を見ることはほぼなく、脈や呼吸数が減り、体温も低下。**ただし**体の緊張はある程度保たれ、寝返りなどの運動を行い、大きな音や光には反応**します。成長ホルモンも分泌されて、脳や体の疲労も回復します。また記憶の定着や再構築にも重要で、特に最初の深いノンレム睡眠は新たな記憶の定着や不要記憶の消去に、後半の浅いノンレム睡眠は体で覚える記憶の定着に関わります。

レム睡眠・ノンレム睡眠の役割

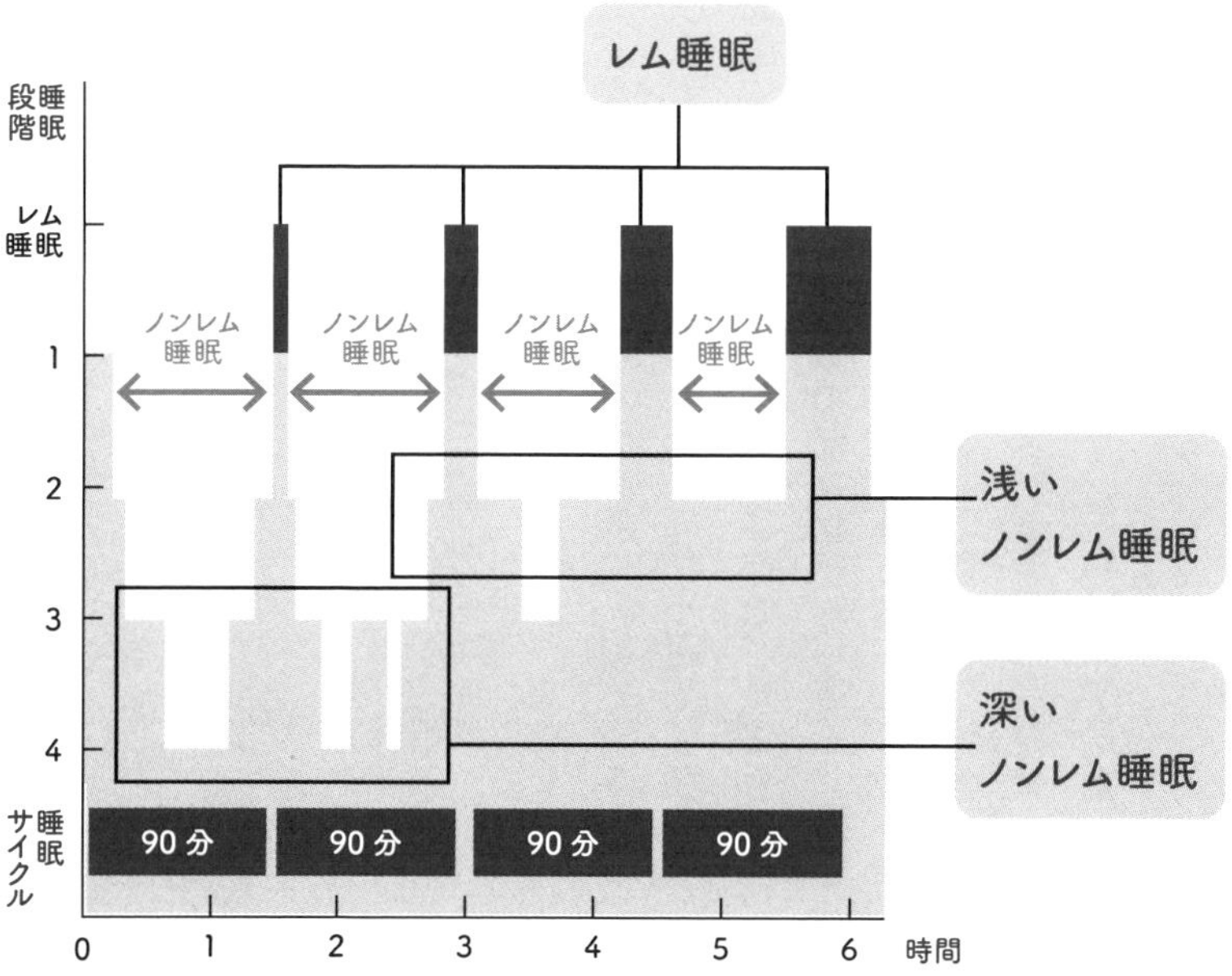

レム睡眠

- 眠っているが、眼球が動いている
- 脳は活発に活動している
- 体は緊張をといて休息している
- 夢を見る
- 子どもや成人は眠りはじめには少なく、後半につれて増えてくる
- 体が覚醒しやすく、スッキリと目覚めることができる

ノンレム睡眠

- 眠りの深さによって4段階に分けられる
- 脳はほぼ完全に休息する
- 体は多少の緊張を残し、脈や呼吸数が減り、体温が低下する
- ほとんど夢を見ない
- 成長ホルモンが分泌され、免疫力が強化される
- 目覚めるには時間がかかる

睡眠リズム

睡眠中は、レム睡眠とノンレム睡眠が一定のリズムで交互に繰り返されます。これは“睡眠リズム”と呼ばれ、一般的にワンサイクルは80～100分、ひと晩に4～5回です。後半になると徐々にレム睡眠の時間が長くなり、体が目覚める準備をはじめます。

寝すぎも眠らなすぎも寿命が縮む⁉

自分の睡眠周期でちょうどよく眠る

「8時間睡眠がいい」はウソ

1日の睡眠時間は、何時間くらいがベストなのでしょうか？　この答えは、人によって大きく違います。また**同じ人でもずっと一定ではなく、年齢や体調、職業や生活環境など、そのときの状況によって変わってくる**のです。さらには季節によっても異なり、夏の暑い盛りには睡眠時間は短く、冬の寒い時期には長くなるのが一般的です。世間ではよく**「睡眠時間は8時間くらいがいい」と言いますが、これは科学的根拠のない**数字です。

また、「90分の倍数の時間で目覚めるのがいい」という人もいます。これはレム睡眠・ノンレム睡眠の周期が約90分のため。体が覚醒しやすくなるレム睡眠と浅いノンレム睡眠時に、ちょうどよく目覚めるのがよいという考え方。実際には睡眠周期は80～100分と個人差があるものなので、**90分にこだわらず、自分に合った睡眠サイクルで眠るのが大切**なのです。

また**「長く眠れば眠るほどいい」という人もいますが、これも間違い**です。1980年代にアメリカのクリスペ博士が睡眠時間と寿命の関係を調査したところ、**死亡率がもっとも低くなるのは1日に6時間半～7時間半睡眠、それ以上でも以下でも寿命は縮む**、との結果が出たのです。

睡眠時間で寿命が変わる!

北海道大学の玉腰《たまごし》暁《あき》子《こ》教授らによって行われた、約 11 万人を対象に 10 年間にわたって追跡調査した研究結果。男性・女性とも 1 日の睡眠時間が 6. 5 ～ 7. 4 時間の人たちがもっとも死亡率が低く、それより長くても短くても死亡率が高まっています。

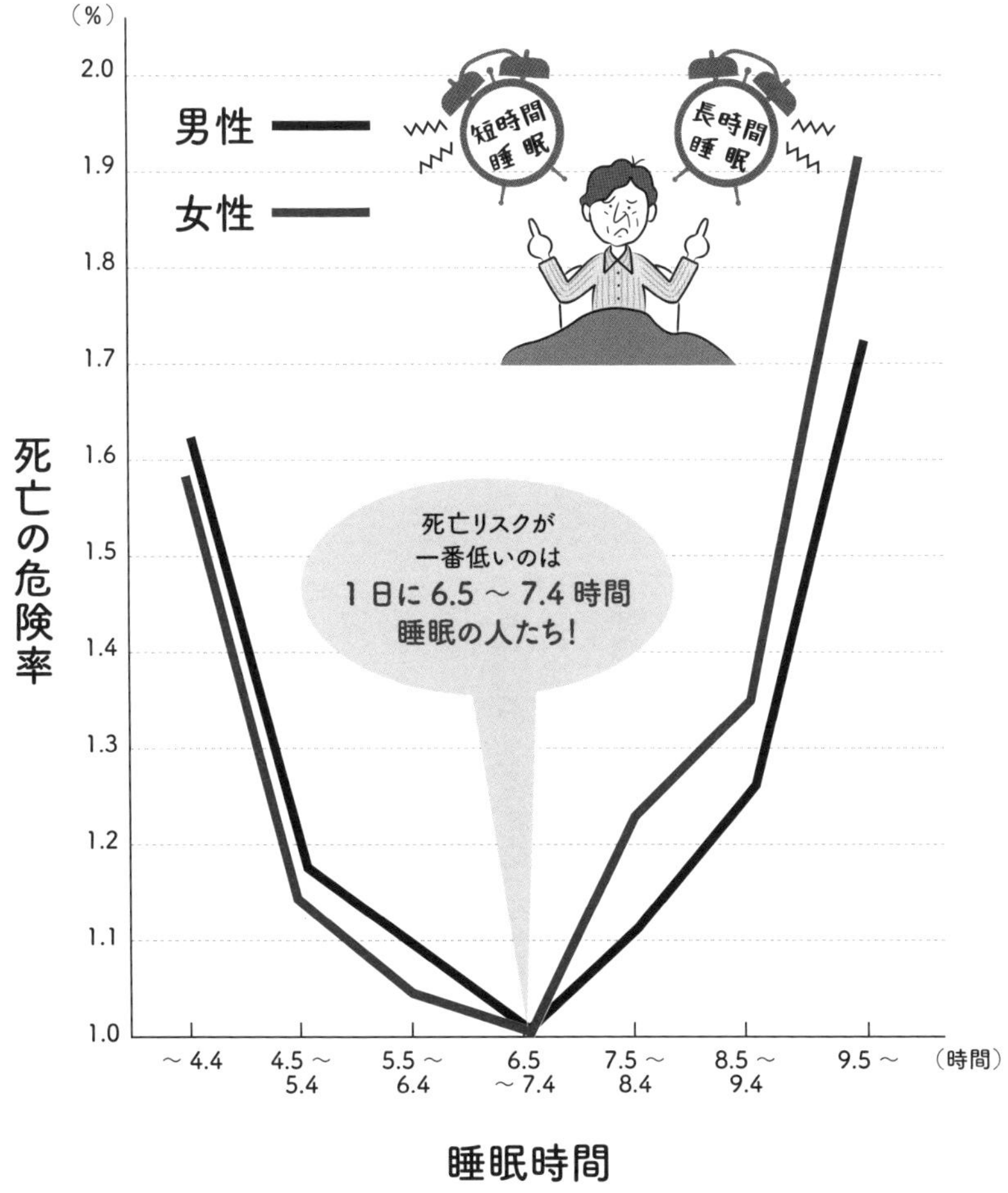

出典／睡眠時間と死亡率の研究（2004 年、北海道大学・玉腰暁子教授）

ショートスリーパーは生まれつき

寝だめは不可、無理な短時間睡眠もNG

休日の寝だめは睡眠の質を落とす

睡眠時間を短くするため、休日などに「寝だめ」をしておけないか、と考える人が多くいます。しかし結論から言うと、**寝だめはできません**。というのも、私たちは**目覚めているあいだに脳にたまった睡眠物質を、睡眠によって分解している**から。睡眠物質をゼロにはできても、それ以上に眠りためておくことはできないのです。それどころか**休日に長く眠りすぎると体内時計がくるい、かえって睡眠の質を下げて**しまいます。

それとは別に、もともと6時間未満の睡眠で充分な人もいます。**ショートスリーパー（短眠者）と呼ばれる人たちで、日本人での割合は5～8%**。反対に9時間以上眠る人は**ロングスリーパー（長眠者）と呼ばれ、3～9%**。全体では、6～9時間睡眠の人が80～90%を占めており、**バリアブルスリーパー**と呼ばれます。

スタンフォード大学の調査によって、**ショートスリーパーは特異体質であり、遺伝子で決まる**ことがわかっています。この遺伝子を持つ人は全体の1%未満で、**一般の人に同じ真似はできない**ため、**それ以外でショートスリーパーと呼ばれる人は、質のよい睡眠や分割睡眠などで睡眠を補って**います。有名な例はナポレオンやエジソン。彼らは夜の睡眠は3～4時間ほどの代わりに、日中に昼寝や居眠りをしていました。

睡眠時間による3つの睡眠タイプ

日本人の睡眠タイプ別の割合

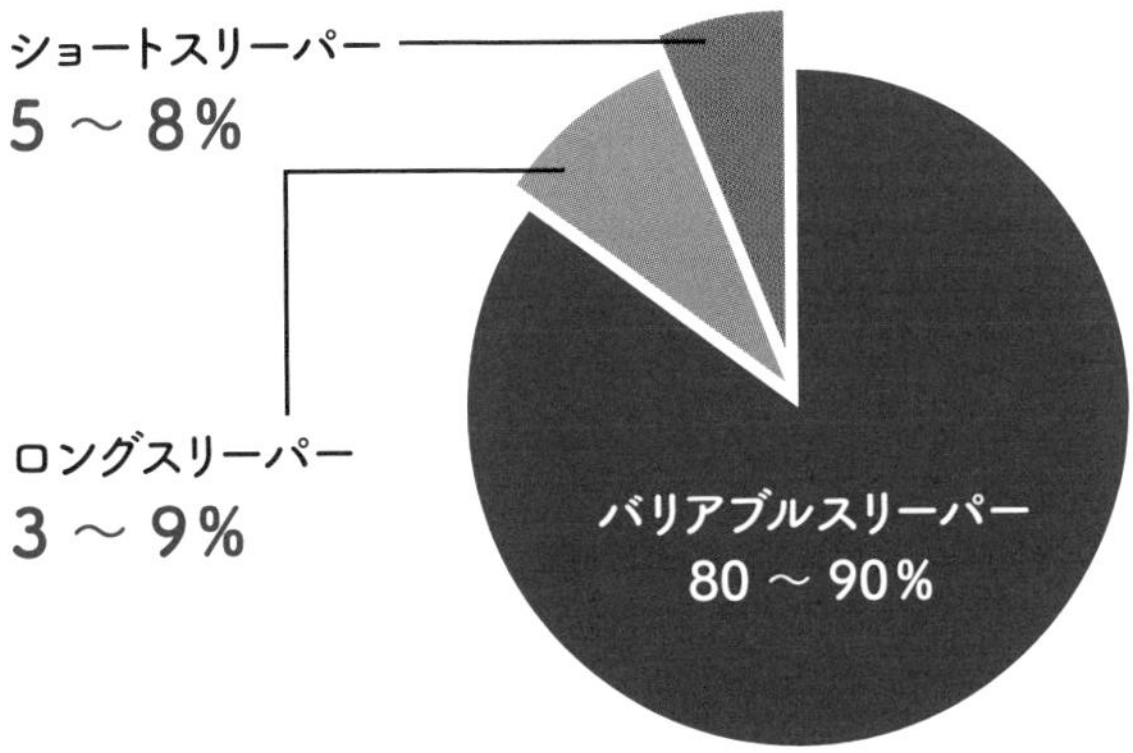

ショートスリーパー

- 睡眠時間が 6 時間未満
- 有名人の例：ナポレオン、エジソン、レオナルド・ダ・ヴィンチ
- ポジティブでエネルギッシュ、仕事や遊びに意欲的で、マルチタスクに向いている傾向がある
- 遺伝子的なショートスリーパーは全体の1%未満
- それ以外のショートスリーパーは、睡眠の質を高めたり、昼寝などの分割睡眠をしたりすることで睡眠を補っている

ロングスリーパー

- 睡眠時間が 9 時間以上
- 有名人の例：アインシュタイン
- 内向的で創造的、1 人の時間を大切にする、細部まで注意が行き届く傾向がある
- 無理に分割睡眠をしようとすると、かえってパフォーマンスが低下する
- 睡眠の質が低いためにスッキリ目覚められず、長時間眠ってしまっているバリアブルスリーパーの場合もある
- 理由は解明されていないが、遺伝や体質によるものと考えられている

バリアブルスリーパー

- 睡眠時間が 6 ～ 9 時間
- バリアブル（＝変化しやすい／ variable）の名前の由来は、睡眠時間を削ったりのばしたりしやすく、ショートスリーパー・ロングスリーパーに転じる可能性があるため
- 判断目安は、1 日に 6 ～ 9 時間の睡眠で、日中に問題なく活動できるかどうか（その場合、午後 2 ～ 4 時の眠気はあって OK。体内時計のしくみから自然と訪れる眠気のため）。

良質な睡眠はスリムボディの秘訣!?

睡眠不足で太りやすくなる理由とは

寝不足と食べすぎの密接な関係

睡眠不足と肥満の関係について、サンディエゴ大学の研究によるデータがあります。1日に7時間くらいの睡眠をとる人は肥満度が低く、睡眠時間がそれ以上でも以下でも肥満度が高くなるというのです。

これには、**食欲に関わるふたつのホルモンが関係**しています。**満腹ホルモンと呼ばれる「レプチン」**は、食後に脂肪細胞から分泌されて脳の食欲中枢に作用し、満腹を感じさせる働きがあります。また**空腹ホルモンと呼ばれる「グレリン」**は、空腹時に胃から分泌されて脳に作用し、空腹を感じさせる働きがあるのです。このふたつのホルモンが正常に作用することで健康的な食欲が保たれるのですが、**睡眠が足りなくなると、満腹ホルモン「レプチン」の分泌が減り、空腹ホルモン「グレリン」の分泌が増えます**。そのため**満腹を感じにくくなり、空腹感が増してしまう**のです。

なぜそうなるかといえば、睡眠不足が続くと**脳は〝体が危機的状況にある〟と判断し、多くのカロリーをため込もうとする**ため。さらに消費カロリーもおさえようとするので脳が働かなくなり、日中はボーッとなって活動量が減ってしまうため、基礎代謝も落ちます。つまり、食欲が増えて太りやすい体になるのです。

睡眠不足だと太りやすくなるしくみ

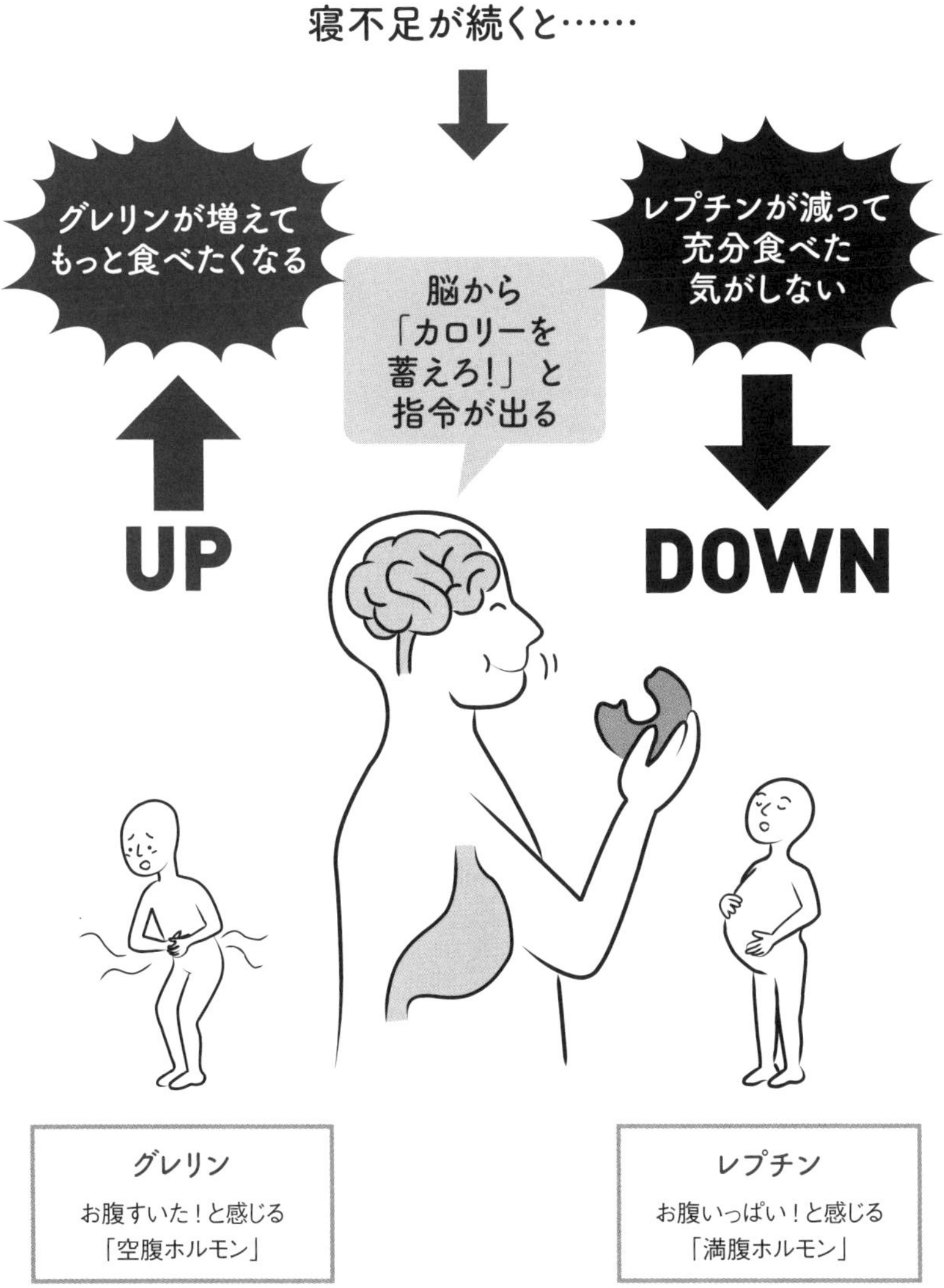

充分に睡眠がとれない日が続くと、脳は体にカロリーを蓄えさせようとします。胃から分泌される空腹ホルモン「グレリン」が増えるために食欲が促進され、脂肪細胞から分泌される満腹ホルモン「レプチン」が減るために食欲がおさえにくくなってしまうのです。

ホルモンバランスを整えれば若返り効果が

良質な眠りでアンチエイジング！

若返りのキーは「成長ホルモン」

睡眠の質に大きく関わってくるのが、12ページでもお伝えした「成長ホルモン」です。これは「成長」との名前のとおり、全身の細胞の成長と代謝を促進させるホルモン。疲労回復や免疫機能に作用するほか、**美容やアンチエイジングにも大きく関わることから、「若返りホルモン」と呼ばれる**こともあります。

この成長ホルモンは、1日の分泌量のうち約70％に相当する量が睡眠中に分泌されます。特に**入眠後の最初に訪れるノンレム睡眠（レベル4）のあいだが、「成長ホルモンのシャワー」と呼ばれる分泌のピーク**。このシャワーが起こるのは**寝ついてから約3～4時間**のあいだで、例えば午後10時に眠りについたとしたら、午後10時～午前2時頃になります。この成長ホルモンのシャワーが行われる時間は、別名**「睡眠のゴールデンタイム」と呼ばれ、健康にも美容にも大きな効果を発揮**します。

さらに**ゴールデンタイムも含めて7時間以上眠ることで、成長ホルモンが全身の組織へと行きわたり**ます。体中に張り巡らされた毛細血管が修復・再生され活性化することにより、シミやシワの改善、薄毛や白髪の予防にも効果が期待できます。つまり**良質な睡眠には、外見年齢を若返らせる効果がある**のです。

成長ホルモンのシャワー

寝ついてから約３～４時間が「睡眠のゴールデンタイム」。この時間にしっかり深く眠ることで成長ホルモンが大量に分泌されます。睡眠時間が足りなかったり質が悪かったりすると充分に分泌されず、老化を早める原因となり、体の免疫力も落ちてしまいます。

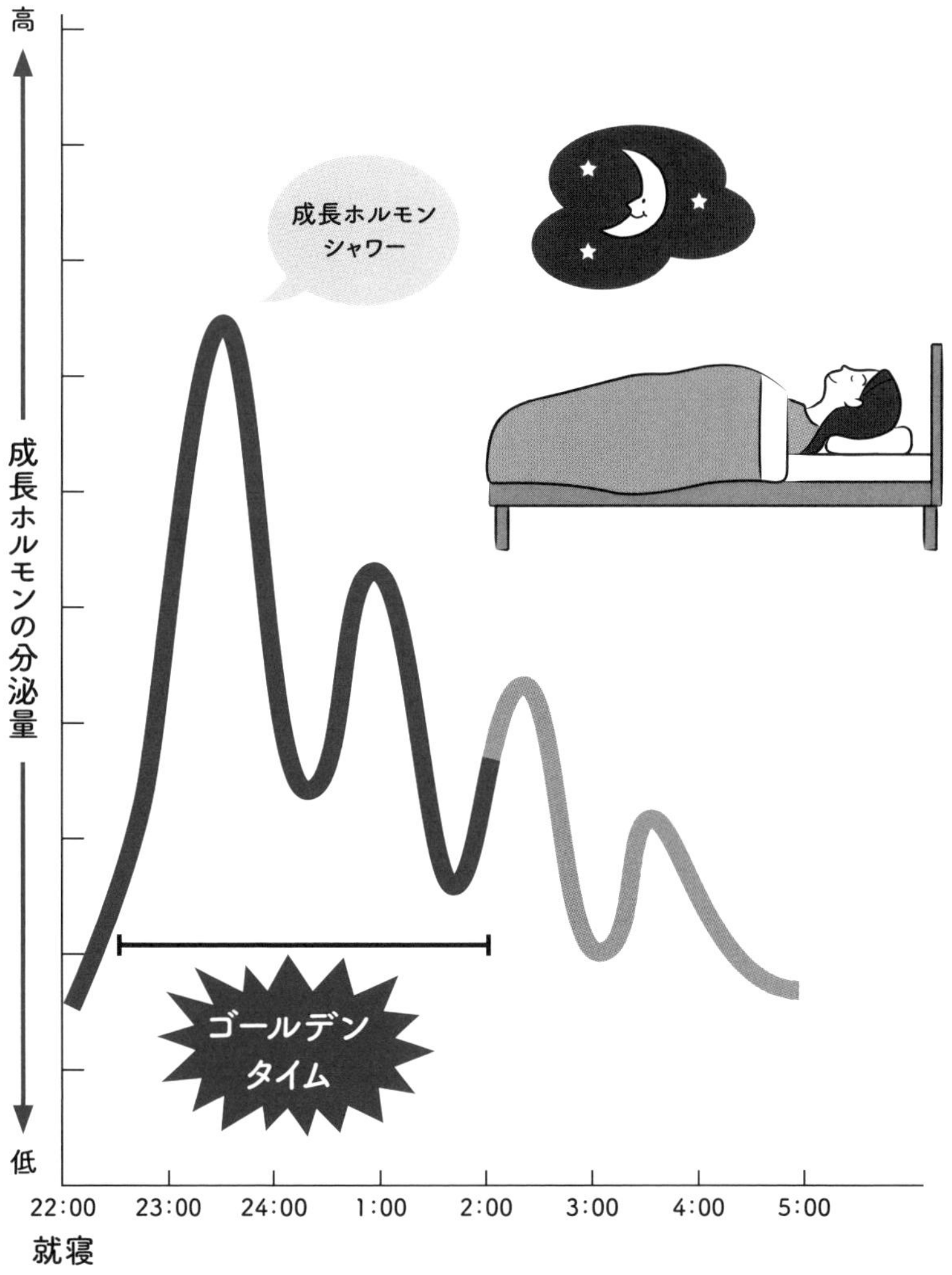

20年前の睡眠不足が認知症の原因に!?

夜にぐっすり眠って認知症予防を

睡眠は脳のクリーニングタイム

厚生労働省の調べによると、日本における65歳以上の認知症患者数の推計は約600万人（2020年）にも及んでいるそうです。認知症にはいくつかの種類があり、そのなかでももっとも多いのがアルツハイマー型認知症です。これはごく簡単に言うと「脳の細胞がどんどん壊れていく」病気なのですが、実はこの**認知症を予防するためには、睡眠がとても大切**なのです。

代謝によって体の細胞に老廃物が生じるように、脳にも老廃物が生じます。そのなかでも**タンパク質の代謝によって生じるのが、老廃物の一種であるアミロイドβ**《ベータ》です。アミロイドβは健康な人の脳にもあり、通常は脳内のゴミとして短時間で排出され、**おもに睡眠中に除去**されます。そのため、睡眠不足の状態が続くと充分に除去しきれず、脳内に蓄積されてしまいます。これが脳に老人斑《ろうじんはん》と呼ばれるシミを作り、**アルツハイマー型認知症の原因になる**と考えられています。この蓄積がはじまるのは、認知症発症の20年前から。つまり、**若い頃の睡眠不足が後々の認知症の原因となってしまう**のです。

この予防に効果的なのは、良質な睡眠。そのためには**日中に脳と体をしっかり活動させ、夜にぐっすり眠る生活習慣によって、睡眠の質やリズムを整える**のが一番です。

アミロイドβは睡眠中に除去される

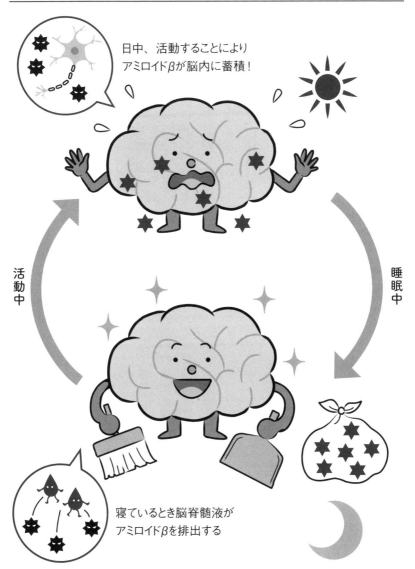

アミロイドβは、日中に脳が活動することによって、脳内に蓄積されていきます。これが脳脊髄液によって除去される働きをグリンパティックシステムと言い、睡眠中は日中に比べて 4 ～ 10 倍もの量のアミロイドβを排出します。

寝つけないのはうつ病の初期症状かも？

うつ病患者の8割は不眠に悩んでいる

安心感は良質な睡眠のもと

不眠とうつの関係について、日本大学医学部精神医学系の内山真主任教授による、65歳以上の人を対象としたデータがあります。**不眠症状のある人はそうでない人に比べ、うつ病になる割合が約3倍も高い**というものです。また、**うつ病患者の8割には不眠症状がある**との統計もあります。不眠とうつには、深い関係があるのです。

うつ病患者の不眠症状には特徴があります。一般的には睡眠が足りないと日中に眠くなることが多いのですが、うつ病の場合は、睡眠不足にもかかわらず日中あまり眠気を感じないことが多いのです。そのため不眠を余計に気に病み、悪循環となることも少なくありません。うつ病までいかなくとも、**不眠はポジティブな感情を減少させ、不快なものに反応しやすくなります。睡眠不足は幸福度に影響する**のです。

これを好循環へ転換するためにおすすめなのが、パートナーと一緒に眠ること。人と触れ合う**安心感によって分泌される愛情ホルモン「オキシトシン」は、ストレスを緩和させ、質のよい眠りをもたらし**ます。またオキシトシンが増えると誘発される**幸せホルモン「セロトニン」は、12ページで紹介した睡眠ホルモン「メラトニン」の原料**。つまり、**幸せを感じるほど、よく眠れて健康になる**のです。

安眠をもたらすふたつのホルモン

愛情ホルモン▶オキシトシン

- 信頼や愛情に関わる脳内ホルモン
- 人やペットとの愛情のある交流やスキンシップ、安心感や信頼感、親切な行動、感謝や感動などによって増える
- 良質な眠りをもたらす、自然治癒力が高まる、記憶力が上がるなどの効果がある
- 量が増えると、セロトニンの分泌を促す

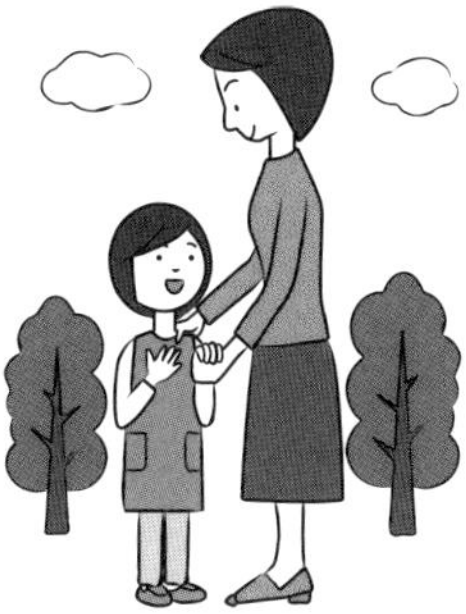

幸せホルモン▶セロトニン

- 心地よさや快適さに関わり、腸と脳に存在するホルモン
- 太陽を浴びる、感情豊かにすごす、適切な運動、規則正しい生活やバランスのとれた食事などによって増える
- 心を穏やかに安定させる作用を持ち、不足するとうつ病や不眠症になる
- 睡眠ホルモン「メラトニン」の原料

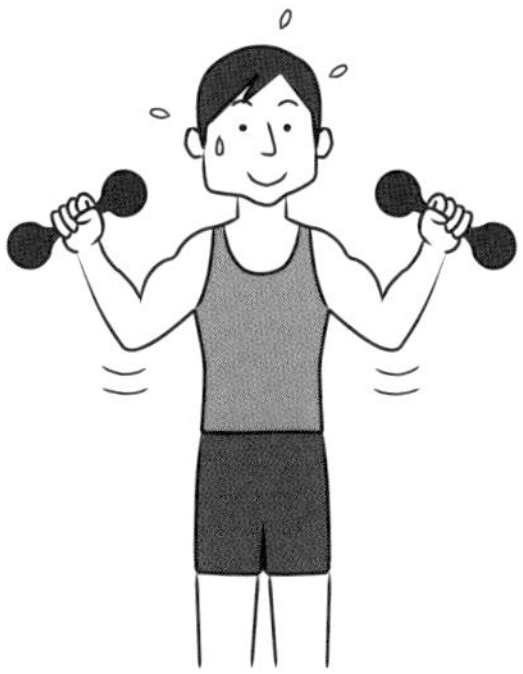

睡眠が2時間足りないだけでも危険

睡眠不足はパフォーマンス低下のもと

睡眠不足は飲酒状態と同じ

人は**睡眠が不足すると、注意力が散漫になったり作業能率が落ちたり**します。これは睡眠不足の蓄積により、大脳のなかの集中や論理性・意思決定などの働きを司る部位である前頭葉に影響を及ぼすため。また前頭葉は感情をコントロールしているので、**寝不足のときにはイライラしたり、衝動的な行動に出やすくなったりしてしまう**のです。

睡眠不足によるパフォーマンスの低下は、実はとても危険な状態。ある実験では、**19時間連続して起きていた場合、法律で飲酒状態とみなされるアルコールの血中濃度0・15%に近い0・8%と同レベルのパフォーマンス低下**となるとの結果が。つまり**睡眠不足のときに車を運転するのは、飲酒運転と同レベルに危険**なのです。

この状態の特に危険な点は、**本人に自覚のない場合が多い**こと。例えば本人が「6時間眠ったから大丈夫」と思っていても、本当は8時間睡眠が必要な人ということも。**本人も気がつかないうちに毎日2時間の睡眠不足を積み重ねてしまう**のです。睡眠不足が慢性化すると、**パフォーマンスの低下した状態が日常となって、余計に自覚が持てなくなります**。作業効率が落ちるために日々の作業に追われ、ますます睡眠時間を減らす悪循環になることもあるのです。

睡眠不足が招く事故リスク

車を運転する場合、1 時間の睡眠不足でも事故のリスクが増します。2 時間以上で 2 倍近く、4 時間以上では 11 倍以上にも上がってしまうのです。また睡眠不足が続くと、ほんの数日で徹夜をしたのと同じほどに日中のパフォーマンスが下がります。

睡眠時間と事故リスクの関係

24 時間のうち 7 時間以上眠った場合の事故発生率を 1 とした場合

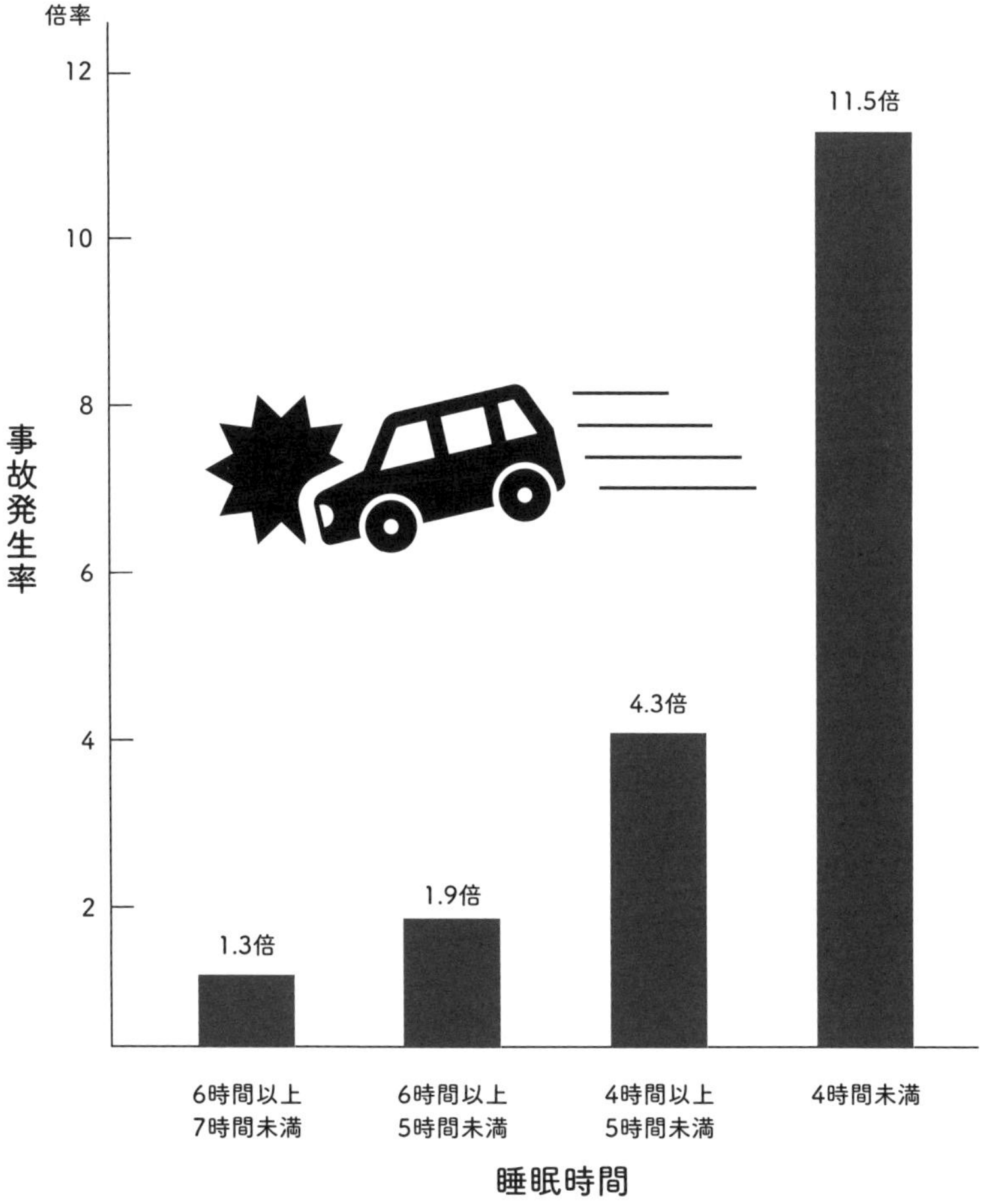

出典／米国の自動車協会（AAA）交通安全基金

日本は世界でもっとも眠らない国
健康被害をもたらす「睡眠負債」とは？

睡眠不足は心身の不調のもと！

OECD（経済協力開発機構）が世界33カ国の1日あたりの平均睡眠時間の比較データを発表しています。2021年のデータによると、**日本人の平均睡眠時間は7時間22分**です。これは**33カ国のなかでワーストワン**。次点の韓国でも7時間51分で、日本より30分近くも多いのですから、**飛び抜けての最下位**です。

睡眠の質については、製薬会社が日・米・仏で行った調査があります。その結果、**日本は米仏に比べ、睡眠の質への満足度が低く、不満を持つ人が多い**という報告がされています。

体が必要とする睡眠時間を充分にとれていない状態が続くと、私たちの体は睡眠不足を蓄積させていきます。この**睡眠不足がたまってしまった危険な状態を「睡眠負債」**と呼びます。

この睡眠負債が増えると脳の働きが低下し、疲労や倦怠感、食欲不振など心身に不調が生じます。さらに睡眠負債が積み重なると、がんや認知症、感染症などありとあらゆる病気にかかりやすくなるのです。

そして睡眠負債のリスクは経済にも及んでいます。アメリカのランド研究所によると、日本人の睡眠不足による経済的損失は、年間で約15兆億円、GDP（国内総生産）の約3％近くが不眠によって失われているとされています。

世界33カ国の平均睡眠時間

OECD が発表した世界 33 カ国の 1 日あたりの平均睡眠時間を比べてみると、世界のなかで日本人の睡眠時間はとびぬけて少ないことがわかりました。世界の平均睡眠時間である 8 時間 25 分と比べても、1 時間以上も少ないのです。

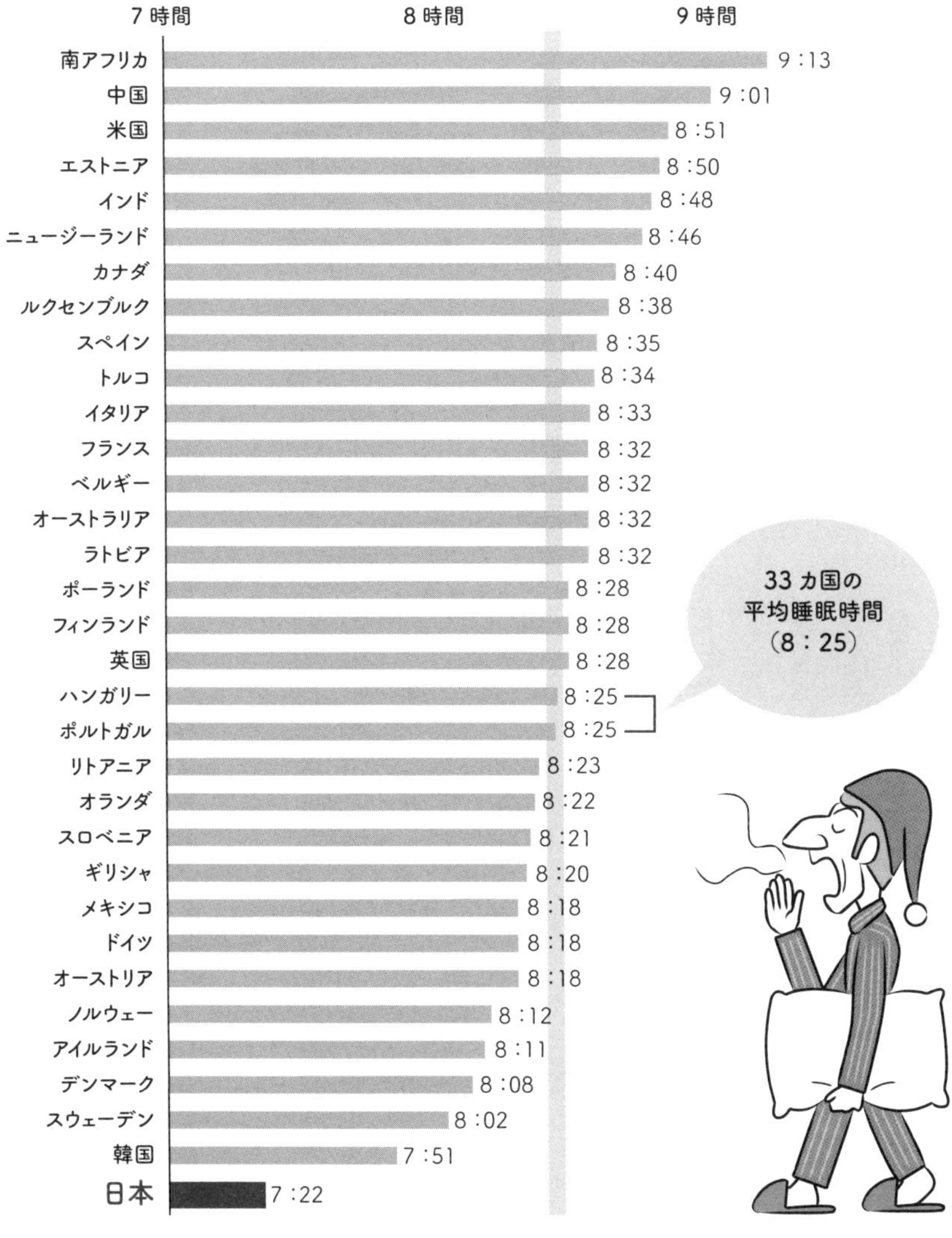
7 時間
8 時間
9 時間
南アフリカ 9：13
中国 9：01
米国 8：51
エストニア 8：50
インド 8：48
ニュージーランド 8：46
カナダ 8：40
ルクセンブルク 8：38
スペイン 8：35
トルコ 8：34
イタリア 8：33
フランス 8：32
ベルギー 8：32
オーストラリア 8：32
ラトビア 8：32
ポーランド 8：28
フィンランド 8：28
英国 8：28
ハンガリー 8：25
ポルトガル 8：25
リトアニア 8：23
オランダ 8：22
スロベニア 8：21
ギリシャ 8：20
メキシコ 8：18
ドイツ 8：18
オーストリア 8：18
ノルウェー 8：12
アイルランド 8：11
デンマーク 8：08
スウェーデン 8：02
韓国 7：51
日本 7：22
33 カ国の
平均睡眠時間
（8：25）

出典／ OECD（2021 年）

症状に心当たりがあればすぐに受診を

命に関わる場合も！ 睡眠障害の危険

睡眠障害とは眠りに関係する疾患

睡眠障害とはひとつの病気ではなく、**睡眠に関連した疾患のすべてを指す**言葉です。睡眠に何らかの問題があり、それによって**日常生活に支障をきたしていたり、それについて悩んでしまったりしている状態**です。例えば睡眠障害のなかでもっとも多い**「不眠症」の場合、「入眠障害」「中途覚醒」「早期覚醒」という3タイプの症状**がありますが、これらの症状があっても日中のパフォーマンスに特に影響がなかったり、本人がそれほど気にしていなかったりという場合は、「不眠」ではあっても「不眠症」という疾患にはなりません。

睡眠障害とみなされる疾患の数は、全部で60種類以上。国際的な診断指針から、**大きく7種類に分類**されています。次のページでご紹介する、①「睡眠関連呼吸障害群」②「睡眠時随伴症群」③「不眠症」④「睡眠関連運動障害群」⑤「中枢性過眠症群」⑥「概日リズム睡眠・覚醒障害群」⑦「その他の睡眠障害」です。

実は不眠だけでなく、寝ているにもかかわらず日中に強い眠気を感じる「過眠」も睡眠障害です。**深刻な睡眠障害は、命に関わることもある危険なもの**です。気になる症状がある場合は、自己判断で放置をせず、なるべく早く睡眠専門医へ相談するようにしてください。

睡眠障害の7分類とは

睡眠障害は、全部で60種類以上。睡眠障害国際分類（ICSD-3：2013年）では、国際的な診断指針に則り、下記の7つのタイプに分けられています。

①睡眠関連呼吸障害群

睡眠中に何度も呼吸が停止したり浅くなったりして、血液中の酸素が不足する障害。もっとも多いのは睡眠中に呼吸が止まる「睡眠時無呼吸症候群（SAS）」で、夜間に何度も覚醒してしまい、充分に睡眠時間をとっていても慢性的な睡眠不足となる。合併症のリスクも高い。そのほかには、睡眠関連低換気障害、睡眠関連低酸素血障害などがある。

②睡眠時随伴症群

睡眠中の異常な行動や体験の総称。どの睡眠段階から生じるかにより分類される。患者は何が起こったかを思い出せないのが特徴。睡眠時遊行症、夜驚症、レム睡眠行動障害など。

③不眠症

なかなか寝つけない「入眠障害」、夜中に目が覚める「中途覚醒」、早く目が覚める「早期覚醒」によって、睡眠の量や質が不足し、生活に支障をきたす症状。

④睡眠関連運動障害群

睡眠中や睡眠前後に生じる簡単な運動や感覚異常により、睡眠が妨げられる疾患群。「睡眠時随伴症群」と違い単純な動きとなる。むずむず脚症候群、周期性四肢運動障害など。

⑤中枢性過眠症群

睡眠覚醒中枢の機能異常から、日中に激しい眠気（睡眠発作）があらわれる症状。ナルコレプシー、特発性過眠症、クライネ・レビン症候群（反復性過眠症・周期性傾眠症）など。

⑥概日リズム睡眠・覚醒障害群

概日リズム（14ページ）の異常によって夜に睡眠がとれなくなり、生活に支障をきたしてしまう障害。早まる場合や遅れる場合など数タイプに分けられ、時差ぼけも含まれる。

⑦その他の睡眠障害

睡眠障害のなかで、ほかの6タイプに該当しないもの。睡眠関連てんかん、睡眠関連頭痛など。

動物たちのユニークな眠り方

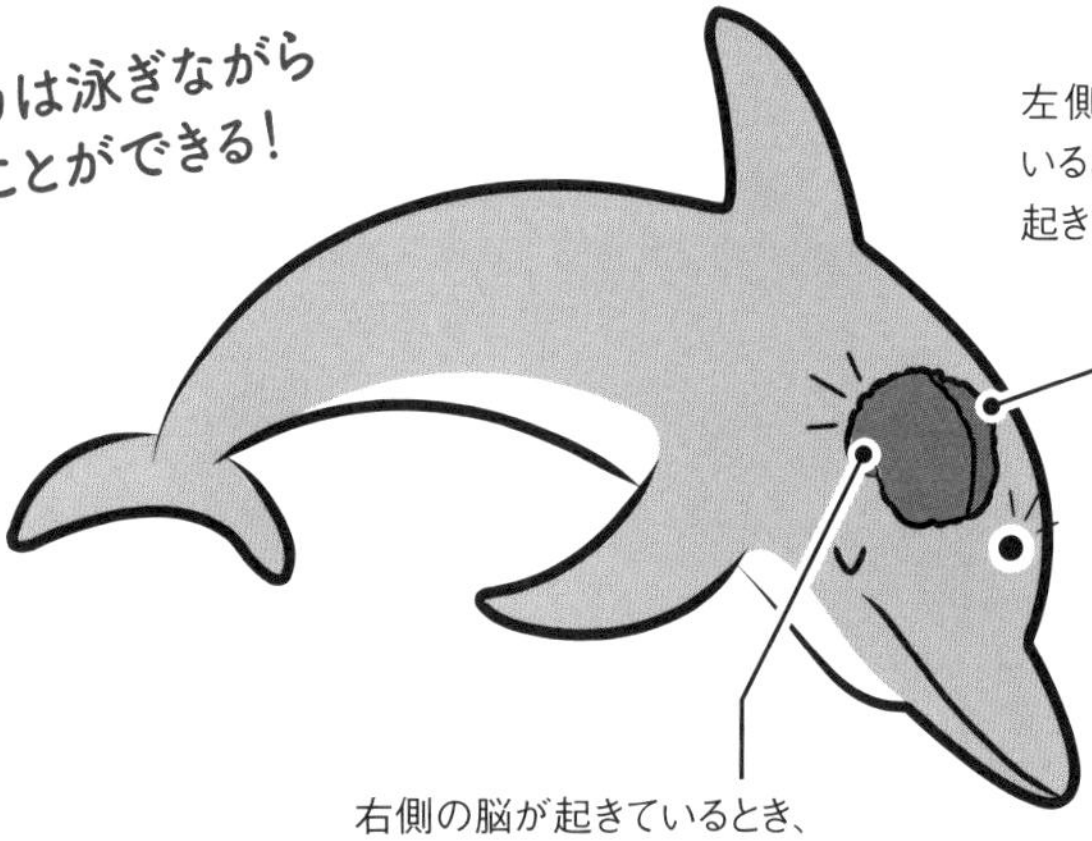
イルカは泳ぎながら眠ることができる！
左側の脳が眠っているとき、左半身は起きている。
右側の脳が起きているとき、右半身は眠っている。

動物たちの睡眠事情は方法も時間も個性さまざま

動物たちの眠り方は、種族により実に個性的。**睡眠中は野生動物にとって無防備で危険な状態のため、独自に進化した**と考えられます。

例えばイルカやクジラは泳ぎながら眠り、カモメやアホウドリは飛びながら眠ります。彼らは活動しながら脳の半分ずつを交互に眠らせる「半球睡眠」をとっているのです。生きているかぎり泳ぎ続けるマグロは、夜に速度をゆるめて眠るといわれます。

睡眠時間も違い、周囲を警戒する必要のある草食動物は眠りが短く、キリンやゾウは立ったまま2〜4時間のあいだ眠ります。逆に危険の少ない動物は長く、ホッキョクグマは16時間、アルマジロは18時間、ナマケモノは20時間と、1日の大半を眠ってすごします。

Part

2

今すぐ生活に取り入れよう！

睡眠の質を高める生活習慣と環境の整え方

睡眠時間は長いことよりも〝質の高さ〟が重要になってきます。そこでこの章では、眠りに最適な習慣と環境を整える方法をご紹介します。簡単な方法ばかりなので、日々の生活に取り入れて睡眠の質をグンとアップさせましょう。

スッキリ目覚めるコツは太陽光や強い光

朝日を浴びて体内時計をリセット！

朝日で覚醒モードにスイッチを入れる

夜にぐっすり眠るためには、**体内時計を整えることが大切。朝に目覚めて夜に眠る概日リズムに合わせて、体温や血圧、ホルモン分泌や細胞の再生などがすべて同じ歩調で整う**ため、睡眠の質が高まるのはいうまでもありません。

この概日リズムですが、実は**1日の周期は約24・2時間**。そのままだと毎日少しずつズレていってしまうのです。この**ズレを整えてくれるのが、朝の陽ざし**。強い光が目に入り、視神経を通って脳内の視床下部にある視交叉上核《しこうさじょうかく》へと届くことによって、体内時計の司令塔である中枢時計が1日のリズムをリセットしているのです。

具体的には、夜の間に分泌されていた**睡眠ホルモン「メラトニン」が、朝の光によって急激に減少し、幸せホルモン「セロトニン」の量が増えます**。セロトニンは気持ちを穏やかにするほかに目を覚ます働きもあるホルモン。このセロトニンを材料として、**光を浴びてから14〜16時間後にメラトニンの分泌がはじまります**。

1日に必要なセロトニンが充分に分泌されるためには、**朝日を浴びるのは20〜30分でOK**。曇りの日の光の量でも充分に効果があります。逆に夜に強い光を見ると、体が覚醒モードに入り、うまく寝つけなくなってしまいます。

太陽の光で覚醒スイッチをオン

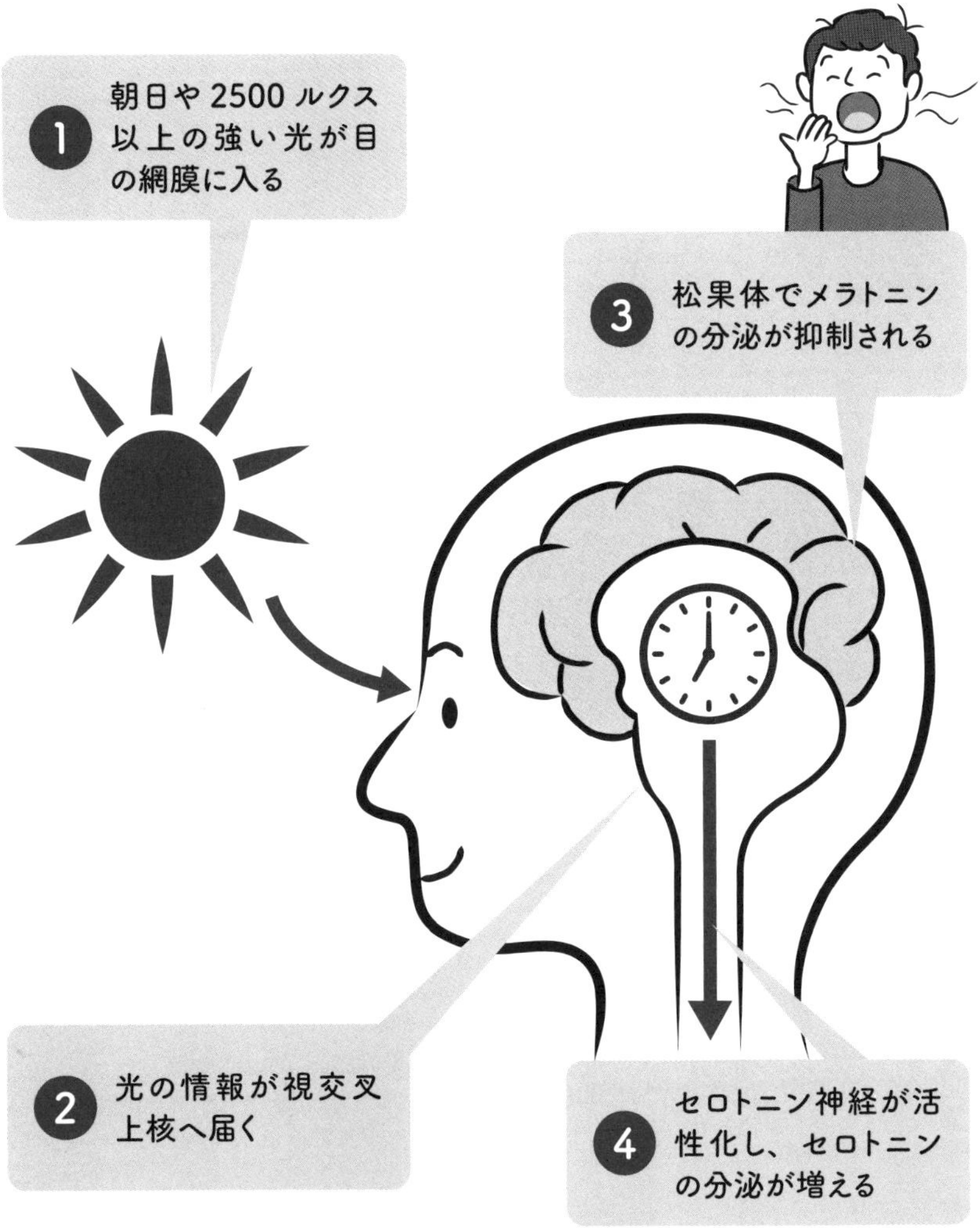
2
光の情報が視交叉上核へ届く
4
セロトニン神経が活性化し、セロトニンの分泌が増える

さらにスッキリ目覚めたいなら感覚刺激を取り入れる

脳幹のなかに、上行性網様体《じょうこうせいもうようたい》という部位があります。五感の情報が送られる部位であり、刺激されると覚醒につながります。つまり、目や耳、皮膚を通じて得た感覚刺激を上行性網様体に届けることで、スッキリと目覚めやすくなるのです。

起きる時間・寝る時間はワンセット

起床時間をそろえて良質な睡眠習慣を

起床から生活サイクルを整える

体内時計を整えて睡眠の質を高めたいと思ったとき、まず何時に眠るかを決めようとする人が多いと思います。もちろん間違いではないのですが、おすすめしたいのは、**夜眠る時間より先に、朝起きる時間を毎日一定に決める**こと。そうすることで**よく眠れるようになり、健康的な生活スタイルへもつながりやすく**なります。

その理由はふたつあり、ひとつは**毎日同じ時間に起きると、体内時計を整えやすい**ため。40ページでお伝えしたとおり、体内時計は朝日でリセットされるので、**光を浴びる時刻を決めることで毎日同じ概日リズムを作りやすくなる**のです。

もうひとつは、**その日の朝に起きた時間によって、夜に眠りにつく時間が決まる**ためです。これは朝にリセットした体内時計により、メラトニンの分泌時間が決まるから。いわば、**起きる力と眠る力はセットで働いている**のです。

体内時計は、前にズラす（時間を早める）のは難しく、後ろにズラす（時間を遅くする）のが簡単なことがわかっています。つまり、**朝寝坊や夜更かしをすると体内時計を乱しやすい**のです。それにくわえて、現代生活は生活サイクルの乱れや夜間の光などでも体内時計がズレやすいもの。まずは**起床時間から体内時計を整え、メリハリのある生活**を心がけましょう。

毎日同じ時間に起きるメリットとは

1日の体内時計のベースとなるのは、朝の起床時間。起床が遅くなれば1日のリズムがすべてズレてしまいます。逆に朝にしっかり体内時計をリセットし、普段の習慣で無理なく体内リズムを整えられていれば、多少の体内時計のズレは自分で調整できるのです。

体内時計による眠気の上昇

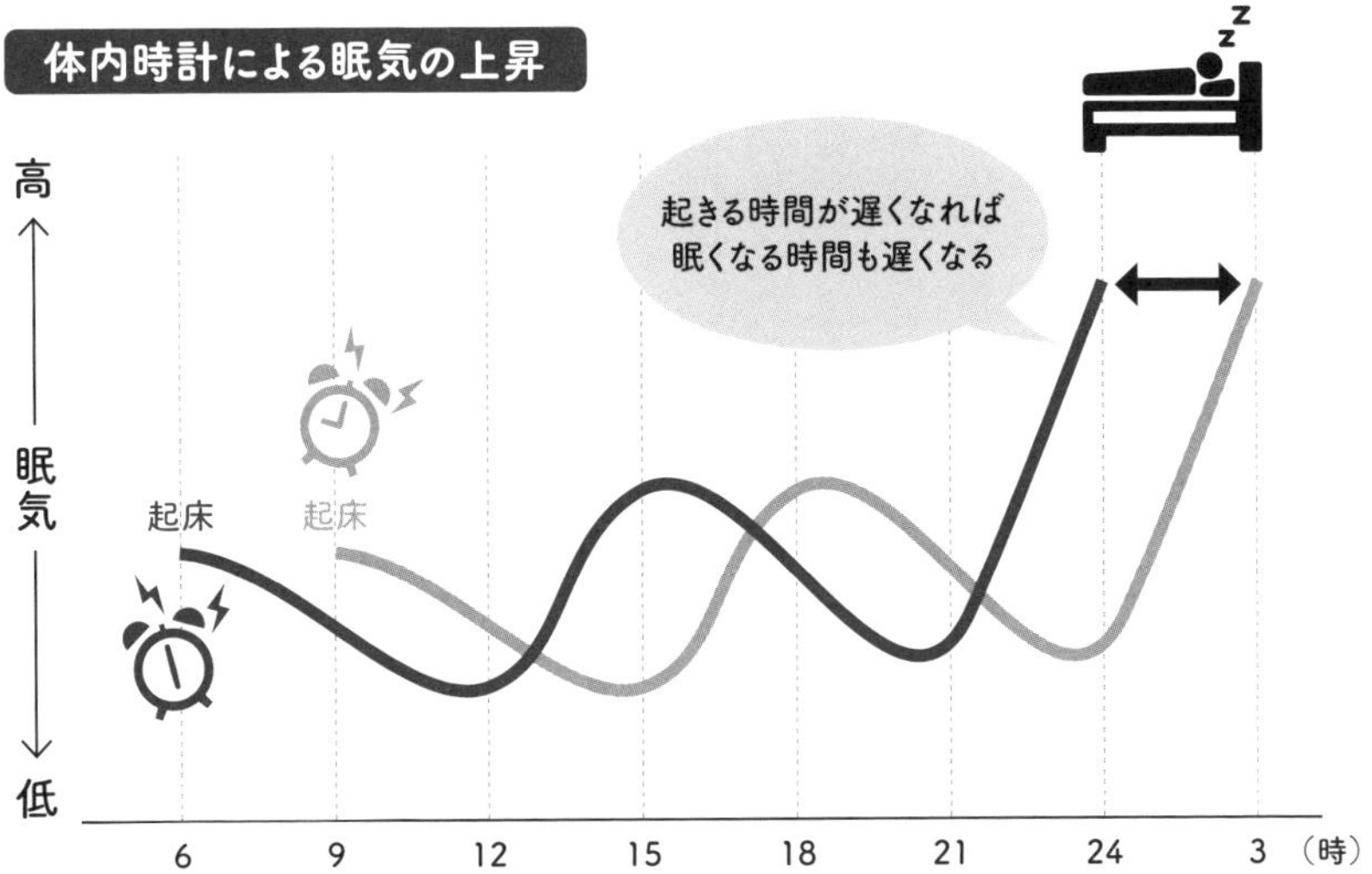

体内時計を整える生活習慣

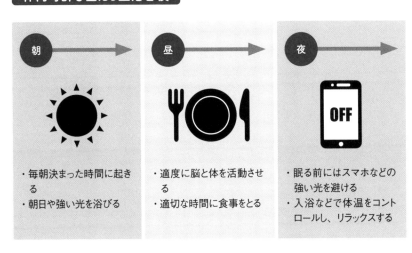

朝
- 毎朝決まった時間に起きる
- 朝日や強い光を浴びる

昼
- 適度に脳と体を活動させる
- 適切な時間に食事をとる

夜
- 眠る前にはスマホなどの強い光を避ける
- 入浴などで体温をコントロールし、リラックスする

15時までに20分、座って目を閉じるだけ

最強の昼寝技「パワーナップ」とは？

効率的に昼寝をして能率アップ

日中に長く眠ると夜に眠りにくくなり、体にもよくないというデータがあります。ですが実は、昼間に眠気が訪れるのは体の自然な反応。人は昼食後には満腹ホルモン「レプチン」の分泌によって一時的な眠気を感じますが、それとは別に体内時計の働きからも、大体**14～16時頃に眠気が訪れる**のです。昼寝するのはなまけグセやサボリのように思って我慢してしまう人が多いようですが、体にとっては**昼寝をするほうが自然で健康的**なのです。

効果的な昼寝としておすすめしたいのが〝パワーナップ〟です。これは**パワーアップ＋ナップ（昼寝やうたたねのこと）の造語**で、90年代にアメリカの社会心理学者によって提唱された仮眠方法。**短時間で効率的な疲労回復ができ、パフォーマンス向上**が見込めます。

パワーナップで**眠るのは20分、高齢者なら30分ほど**。浅い眠りの段階で覚醒すればスッキリ目覚められるためです。午後の眠気のピークが来る前の、正午～15時までに眠り終えるようにします。眠る前にはカフェインを摂取し、横にならずに椅子にもたれた姿勢や机につっぷした姿勢で眠りにつきます。すぐに寝つけなくても目を閉じて休息を。20分後に目覚めたあとには、軽いストレッチで体をほぐします。

20分で疲労回復！　パワーナップ

仮眠の時間と目覚めやすさ

パワーナップで眠るのは20分だけ。これは、目を閉じてから20分です。それ以上は眠りが深まってしまい、逆効果。ただし高齢者は眠りが深まるのに時間がかかるため、30分ほどが目安です。

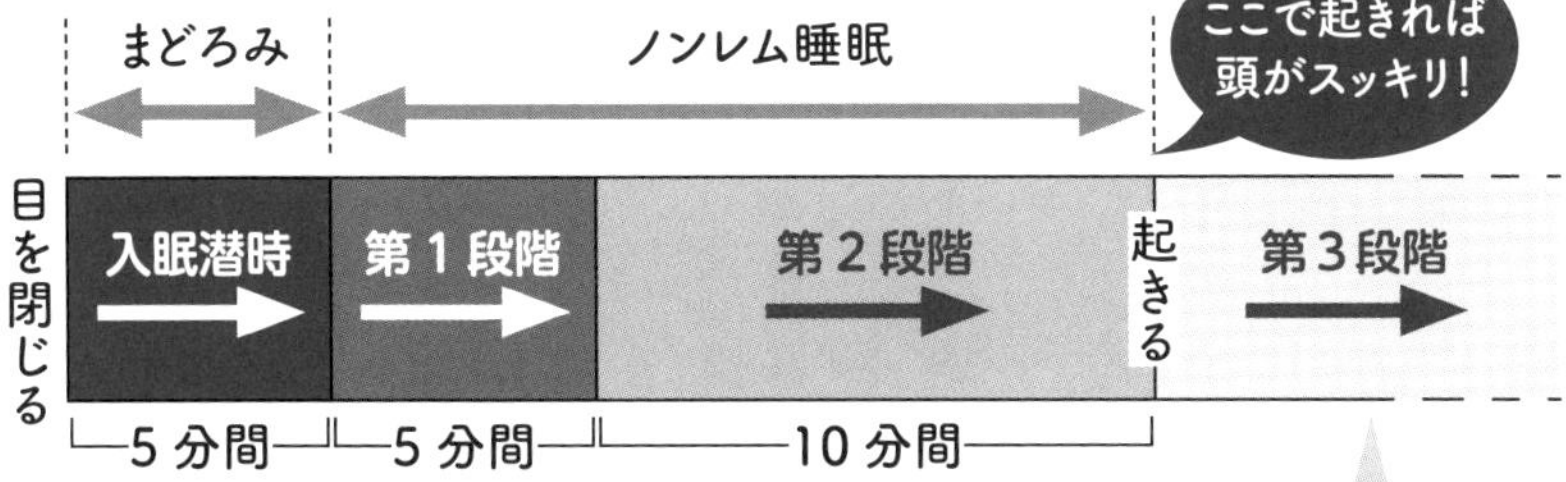

ウトウト段階
軽い刺激ですぐに目が覚める。
あまり眠った気がしない

スヤスヤ段階
眠気の解消が進む。
スッキリ目覚められる

グッスリ段階
眠りが深まる。
無理に目覚めると不快や疲労感が残る

パワーナップの効果的なやり方

眠るのは12～15時のあいだ
これより遅い時刻は夜の睡眠に差し支えるためNG

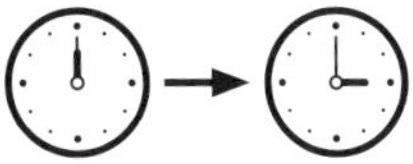

仮眠するのは20分
アラームを設定するなどして、寝過ごさない工夫を

眠る直前にカフェインをとる
カフェインは飲んでから約20～30分で覚醒効果が現れるため、目覚めのタイミングでちょうど覚醒できる

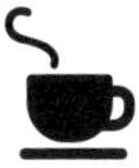

椅子にもたれた姿勢や机につっぷした姿勢で
横にならないことで首にある交感神経節が刺激され、深く眠らずにすむ

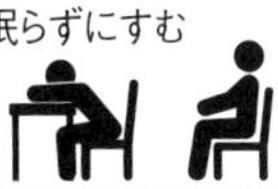

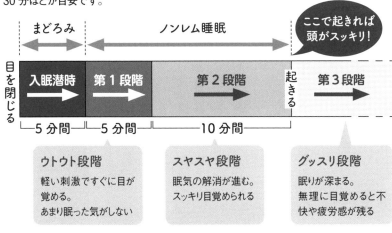

目を閉じる
視覚的情報をシャットアウトして、脳の休息をはかる

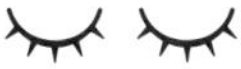

目覚めたら軽くストレッチ
血流がよくなり、脳が活性化する

1回30分・週に2～3回の有酸素運動

寝る前の軽い運動でぐっすり快眠！

運動習慣を続けると睡眠が変わる

運動をした日の夜に、よく眠れたという経験がありませんか？　これは体を動かすと、動かす部位に応じた脳の部分が深く眠るため。それによって疲労を回復し、傷んだ細胞のメンテナンスを行っているのです。

１日だけの適度な運動でもよく眠れる効果がありますが、**習慣的に運動を続けると、さらに睡眠の質は大きく改善**されます。アメリカ・カンザス州立大学の研究では、１日だけ運動した場合と習慣的に運動をした場合の睡眠を比較したところ、**習慣的に運動をすると寝つきがよくなって長い時間しっかり眠れるようになり、夜中に目覚めてしまう中途覚醒が減った**というデータが出ています。

ただし運動といっても、**体に負担のかかりすぎる激しい運動は逆効果**。かえって寝つきが悪くなってしまいます。睡眠の質を高めるための運動は、**ウォーキングや水中運動などの軽い有酸素運動が最適**。日中に行ってもよいのですが、**眠りにつく1～2時間前**に運動するのが睡眠によい効果があります。運動で上がった体温が自然と下がることで眠気が誘発され、眠りやすくなるのです。**運動する習慣のない人は、1回30分ほど、週に2～3回ほどからはじめてみるのがおすすめ**です。

習慣的な運動で睡眠の質をアップ

睡眠の質を上げるために効果的なのは、1回30分ほど・週に2～3回の運動習慣です。ただし心にとっても体にとっても、負担になっては逆効果。簡単な運動を少しずつ、自分のペースで進めることが大切です。

運動による睡眠の質の変化

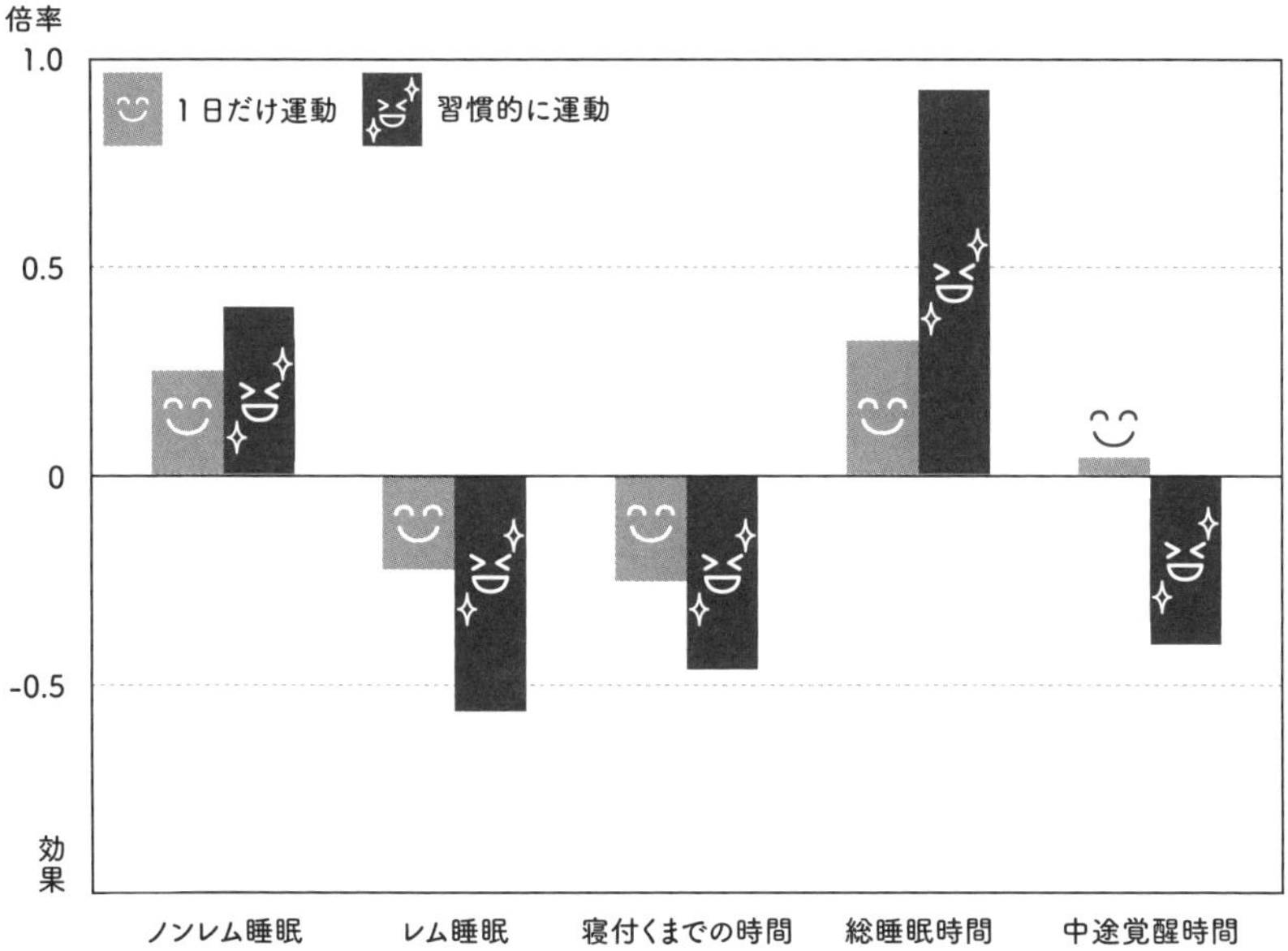

出典／睡眠と運動についての研究（1996年カンザス大学 Dr.Kubitz）

就寝1～2時間前のおすすめ運動

リズムのある運動

ダンス、ウォーキング、
ジョギング、自転車こぎ

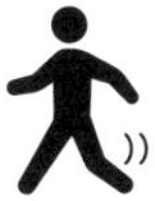

有酸素運動

ウォーキング、踏み台昇降、
なわ飛び、フラフープ

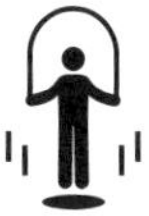

交感神経を刺激しない・副交感神経を優位にする運動

ウォーキング、ヨガ、ピラティス、ストレッチ

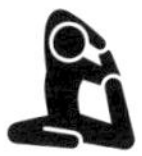

夜のお風呂はぬるめのお湯で20分

ゆ〜っくり入浴で深部体温を上げる

お風呂は眠る1〜2時間前に

入浴には体の自然な睡眠の準備を整える効果があります。しかし、入浴方法によってはかえって寝つきにくくなることもあるのです。

お風呂に入ると体が温まり、**体の奥にある脳や内臓の温度＝深部体温**も上がります。同時に全身の血流がよくなって、手足の血管が広がり、お風呂で温まった深部体温の熱が血流にのって全身を巡ります。そして皮膚の表面で冷やされて戻ってくるため、脳や内臓が急激に冷やされます。**脳が冷やされることと、深部体温と皮膚表面の温度＝皮膚体温の温度差が少なくなること、このふたつによって体は自然と眠くなる**のです。

深部体温が冷えてくるタイミングでスムーズに眠りにつくためには、**就寝時間から逆算して1〜2時間ほど前に入浴**を。シャワーだけでなく**湯船に入り、体を温めるのが大切**。ただし温めすぎてしまうと交感神経が刺激され、体が活動モードに入ってしまうので、**湯船のお湯の温度はややぬるめの38〜40℃ほど**にとどめます。

そして、**湯船につかる時間は10〜20分ほど**。これは血液の流れがよくなり、一度上がった深部体温が冷めやすい頃合い。46ページで紹介した運動による効果も同じ原理で、運動してからお風呂に入るとよりリラックス効果も高まります。

ゆったり入浴でぐっすり眠る

お風呂から上がって少しすると、体から汗が引いてきて、手足がポカポカと温かくなってきます。この手足からの熱放散が、深部体温が下がりはじめた合図。このタイミングで就寝することで、スムーズに眠りにつくことができます。

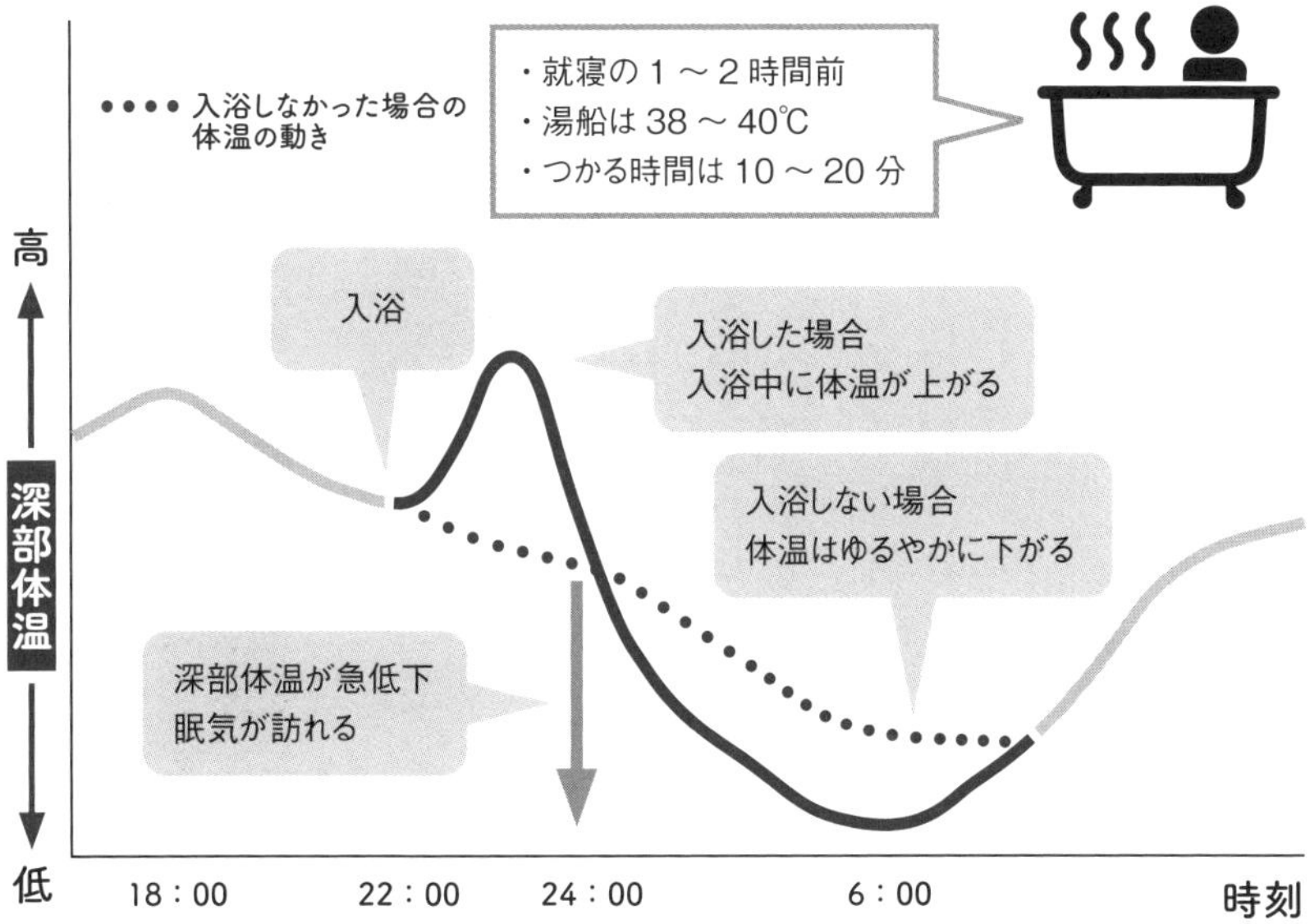

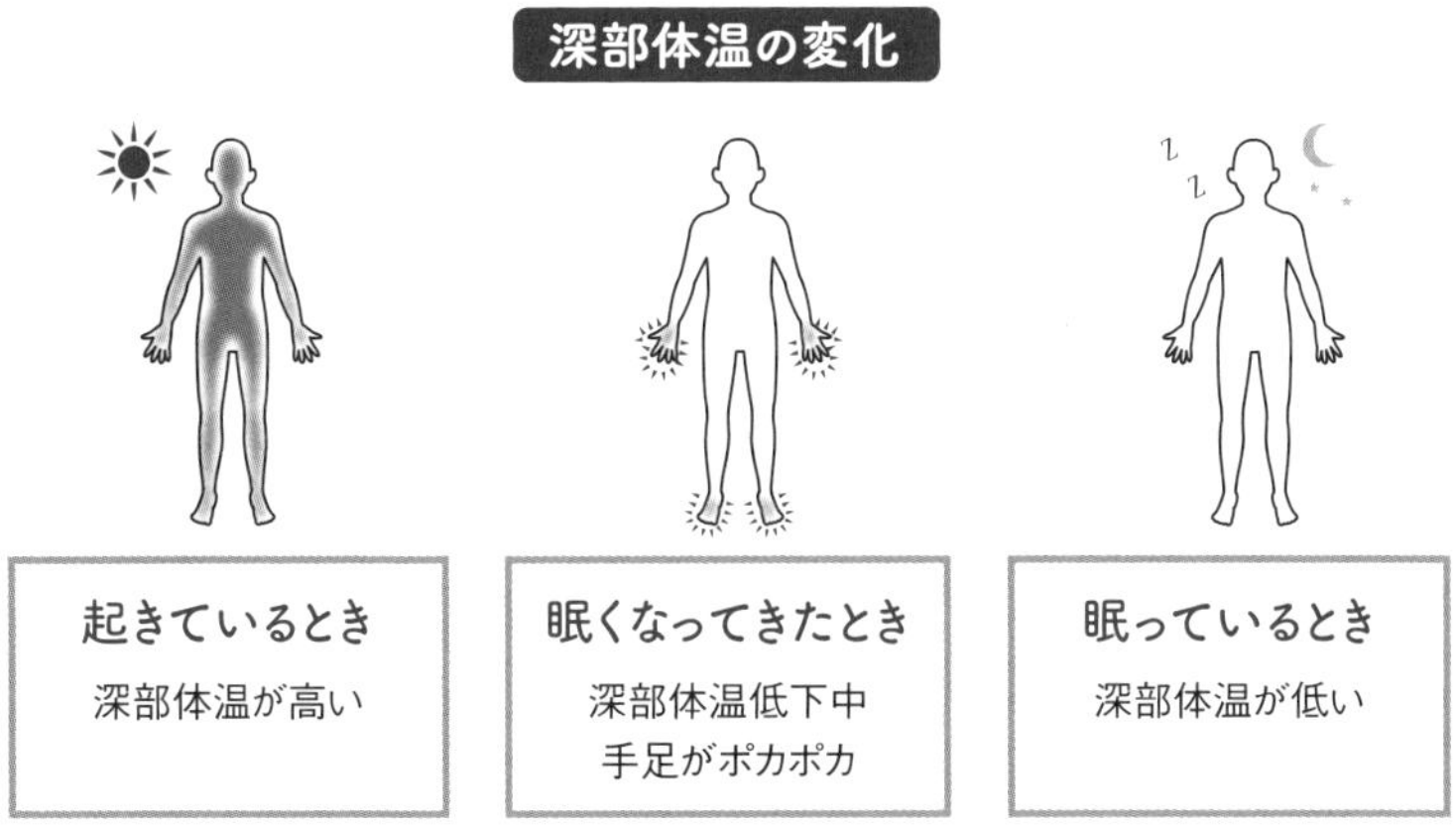

深夜に湯船につかると寝つきが悪くなる

すぐに眠りたいときは全身シャワー

夜シャワーは足元を温めて

良質な睡眠には湯船で温まるのが大切とお伝えしましたが、これはあくまで眠りにつく1～2時間前までに入浴する場合。**湯船でしっかり体を温めると、入浴直後の深部体温が高くなるので、すぐにはスムーズに寝つけません。帰宅が夜遅くなってしまったときなどは、湯船にはつからずシャワーだけ**にしましょう。

シャワーであれば、湯船ほどの温浴効果がなく、深部体温はそれほど高く上がりません。そのぶん冷えはじめるまでの時間も短くなるため、湯船につかった場合よりも眠気が早く訪れるのです。その場合、**シャワーのお湯は42℃前後に設定し、高い位置から全身に浴びる**ようにして、体に冷えを残さないようにしましょう。

特に**意識して温めたいのは足元。心臓から遠い場所を温めることで、全身の血流が改善**されます。すると熱放散が促進されて深部体温が下がりやすくなるため、シャワーでも効率よく眠りにつけるのです。ただし水圧が強いと交感神経を活性化させてしまうので、心地よい程度の穏やかな水圧でリラックスを。

夜だけでなく、朝にもシャワーはおすすめです。**朝のシャワーの水圧は強めでOK。40～43℃の熱めのお湯を5分ほど浴びて交感神経を刺激**し、体をしっかり目覚めさせましょう。

シャワーで効率よく快眠・覚醒

夜遅く

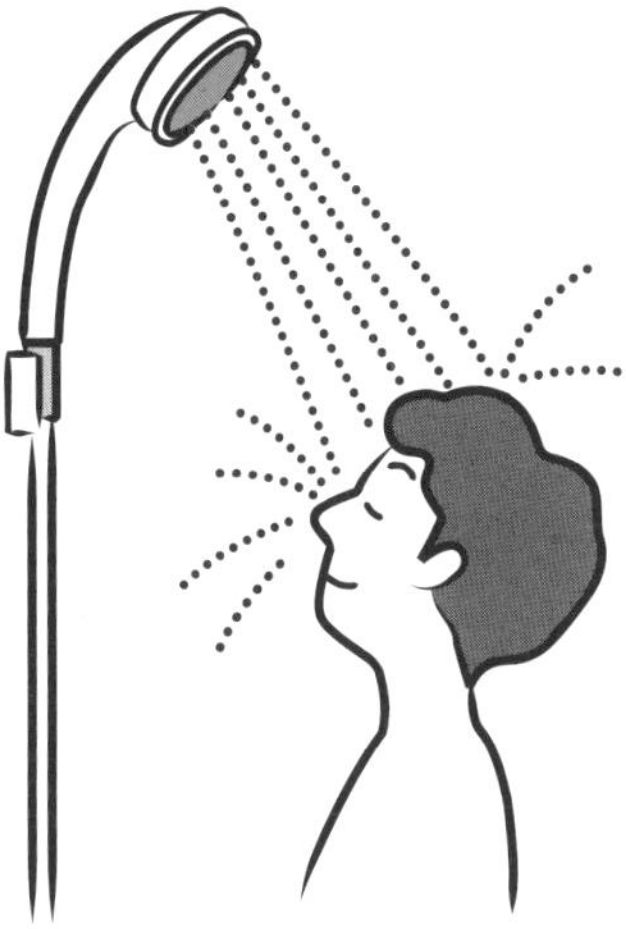

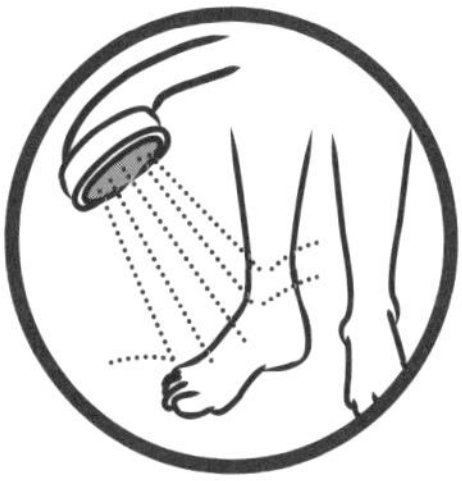

穏やかシャワーで全身リラックス
足元を特にほかほかに

朝

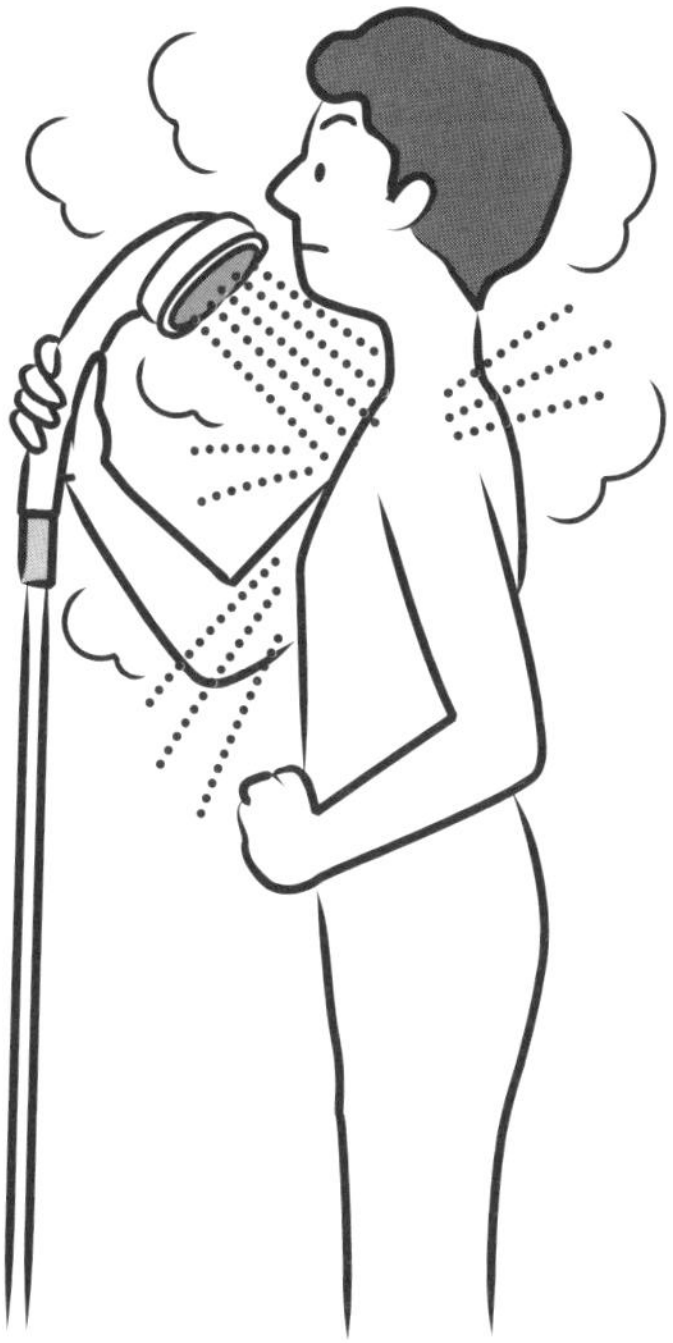

しっかりシャワーで目覚まし効果
40 ～ 43℃の熱めのお湯で 5 分ほど

熱いお湯で免疫力アップ！　ヒートショックプロテイン

42℃以上の熱いお湯につかったりシャワーを浴びたりすると、体のなかに「HSP（ヒートショックプロテイン）」が作られます。これはストレスで傷ついた細胞を修復し、免疫力を強化、疲労回復や低体温改善にも効果があるタンパク質。一度作られると 1 週間ほど体内にとどまります。ただし熱いお湯に長くつかると血栓ができやすくなるため、年齢に関係なく、湯船で温まる場合は 1 回 10 分程度にとどめましょう。

手足を温めるだけでも安眠効果アップ

忙しい日は手足浴で簡単リラックス

手首・足首・冷えのツボを温めて

忙しくてお風呂に入る時間がなかったり、怪我や病気などの理由で入浴できなかったりするときには、**手足浴がおすすめ。**全身浴ほどではなくても**短時間で温浴効果を得られるため、体を自然と睡眠モードへ促す**ことができます。

手浴《しゅよく》・足浴《そくよく》のやり方は簡単。**洗面器やバケツなどを用意し、42℃程度のお湯を入れて、手や足を10～20分ほどつけるだけ**です。洗面器やバケツには保温機能がないため、手足を入れたお湯は次第に冷めていくので、つぎたすためのお湯を近くに用意しておくとよいでしょう。

手足を入れるときのコツは、関節まで温めること。手浴なら、手の先だけでなく手首まで温めることで温浴効果が上がり、肘までお湯につける肘浴ならさらに効果が高まります。足浴なら、少し深めの容器を用意して、足首の上までしっかり温めてみてください。特に**内くるぶしから指4本分上にある「三陰交《さんいんこう》」というツボは、冷えやむくみ、不眠症にも効果的**といわれています。

手足浴は効率よく全身を温めて血行を促進させるため、寝つきがよくなるだけでなく、疲労回復やリフレッシュにも効果的です。リビングや寝室でもできるので、好きな音楽や読書を楽しみながら行えば、より効果がアップします。

手浴・足浴で睡眠スイッチをオン

手足浴のやり方

洗面器やバケツに 42℃程度のお湯を入れ、10 ～ 20 分ほど

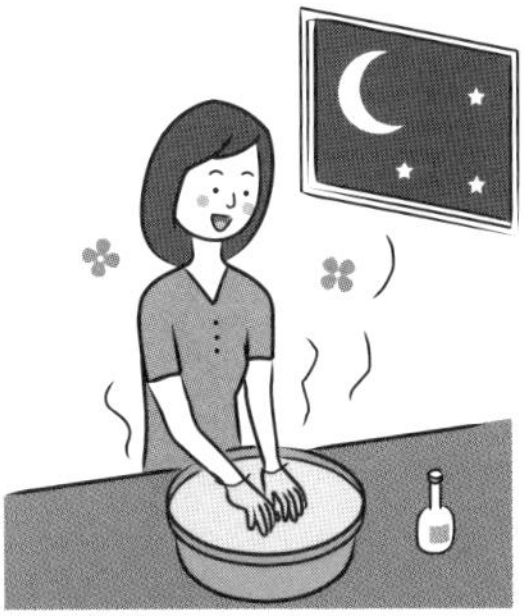

手浴

・手首までお湯に沈めて温める
・手はお湯で温まった血液がすぐに心臓に届くので、10 分ほどでも全身を温める効果がある

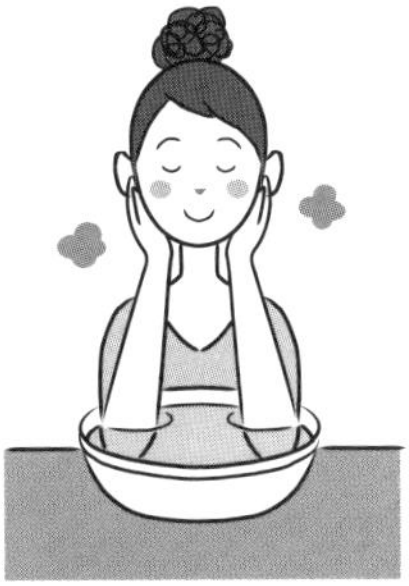

肘浴

・肘をお湯につけて温める。肘だけ温めてもよいが、手から肘まですべて温めると効果アップ
・肩周りの筋肉の緊張がほぐれるため、肩こりや腕のだるさがあるときにもおすすめ

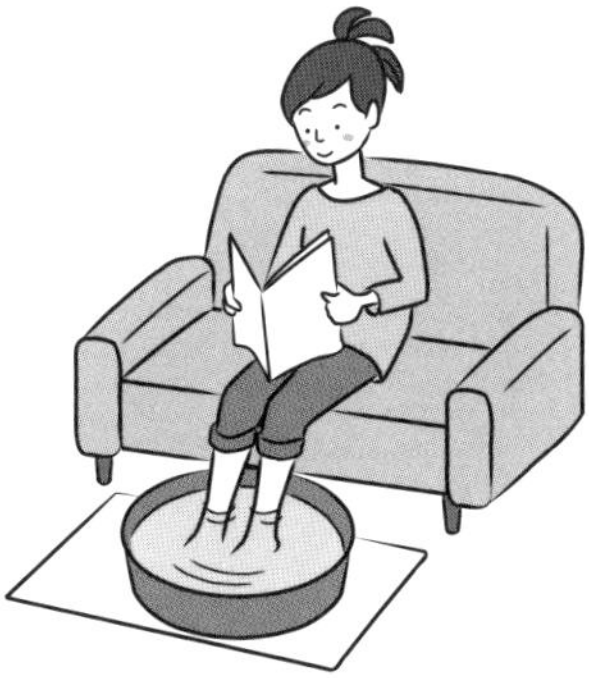

足浴

・足首まで温める。深めの容器で「三陰交」（内くるぶしから指 4 本分上）まで温めると効果アップ
・「第二の心臓」と呼ばれる足を温めることで、全身の血行がよくなり、体を効率よく温めることができる

お湯には好きなものを足して OK

手足浴のお湯は、アロマオイルやハーブ、入浴剤などを足してもOK。みかんやユズなどのフルーツをひとかけ浮かべれば、全身浴より手軽に季節風呂が楽しめます。特に柑橘系フルーツに含まれるリモネンという成分には血行促進作用があり、爽やかな香りにもリラックス効果があります。

靴下はベッドに入る前に脱いで入眠準備

冷え性でも眠るときには靴下NG

寒い日には、靴下より湯たんぽを

寒い日には靴下をはいて眠るという人が多いようです。ですが**入眠のメカニズムからすると、起きているときに靴下で足を温めるのはよいのですが、そのまま眠るのはNG**。ベッドに入るまでは靴下をはいていても、**ベッドに入るときには脱ぎましょう**。

その理由は、48ページでご紹介したように、人の体は深部温度が下がるときに眠気が訪れる仕組みになっているから。深部温度は手足から熱放散されて下がるため、足が冷えているときに靴下で温めるのはよいのですが、そのままベッドに入って眠ってしまうと、眠っているあいだずっと温まった足をさらに温め続けることになってしまいます。そうすると、**睡眠中の自然な体温低下を妨げてしまうので、睡眠の質が悪くなり、寝苦しくなってしまう**のです。

ベッドのなかで足元が寒く感じる場合は、靴下ではなく湯たんぽにしましょう。寝る前に湯たんぽを入れておけば布団全体が温まりますし、時間が経つとぬるくなるため、睡眠中の体温低下の邪魔にもなりません。電気毛布の場合は、眠るときに切るか、寝ついた1時間後などに切れるようタイマーセットを。できれば寝る前の入浴や足浴で、足を温めて血行をよくしておくとよいでしょう。

靴下OKのタイミングは?

靴下で冷えた足を温めるのはOKですが、はいたまま眠ると足から熱の放散ができなくなり、体の熱を逃がせなくなります。靴下はベッドに入る前だけにとどめ、足浴や湯たんぽを取り入れましょう。

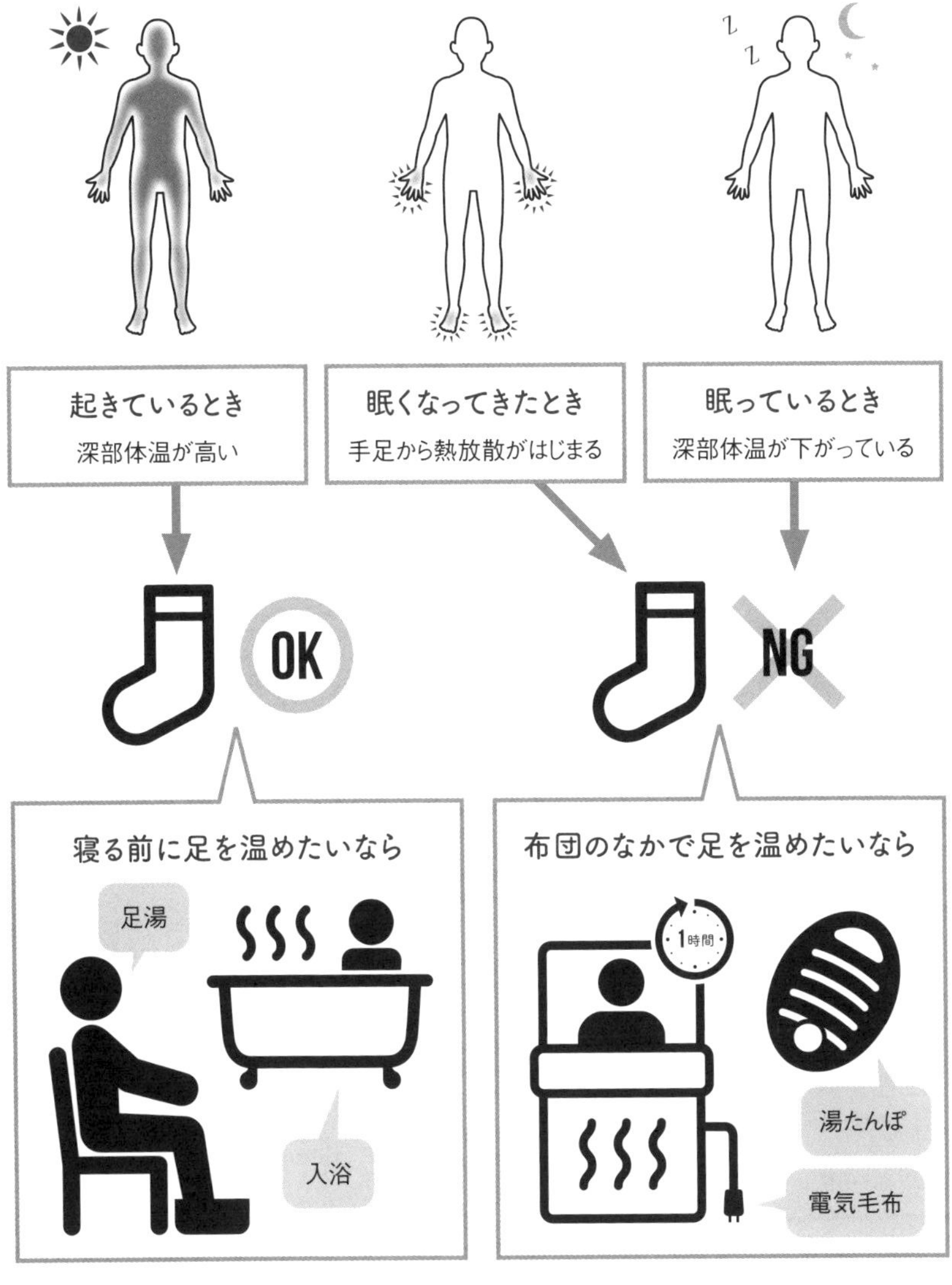

パソコン・スマホは就寝1時間前にオフ

ブルーライトが目に入ると意識が覚醒

寝る前はデジタルデトックス！

寝る前の習慣として意識して取り入れてほしいものがあります。それは、デジタルデトックス。**眠る前の1時間は、パソコンやテレビ、タブレットやスマホなどを見ないようにする**のです。

パソコンやスマホの画面の光には、ブルーライトが含まれています。**ブルーライトはメラトニンの生成を抑制し、意識を覚醒**させてしまいます（62ページ）。波長の短い強い光によって、体が「今は昼だ」と認識してしまうのです。それによって**体内時計がくるって寝つきにくくなり、睡眠の質も悪くなります。点滅する光刺激も脳を興奮**させてしまいます。

特にやってはいけないのは、就寝前のメールチェック。イギリス・エディンバラ睡眠センターのイジコフスキ博士の研究では、**就寝前にメールチェックをすると、脳は眠るための準備を中断させてしまう**という結果が出ました。仕事関係のメールだとストレスも加わってさらに脳が覚醒し、最大でエスプレッソコーヒー2杯分もの不眠効果となってしまいます。

同じ理由で避けたいのが、夜のコンビニ。コンビニの店内は約1500ルクスもの明るさになっています。ブルーライトも含むこの強い光は、意識を覚醒させてメラトニンを抑制し、体内時計をくるわせてしまうのです。

寝る前はブルーライト厳禁!

就寝前のブルーライトは、その日の寝つきを悪くするだけでなく、体内時計にも影響します。特に暗いところでスマホを見ると、暗くて瞳孔が開いているうえに画面と目の距離も近いため、悪影響を直に受けやすいのです。

無理なくデジタルデトックスするコツ

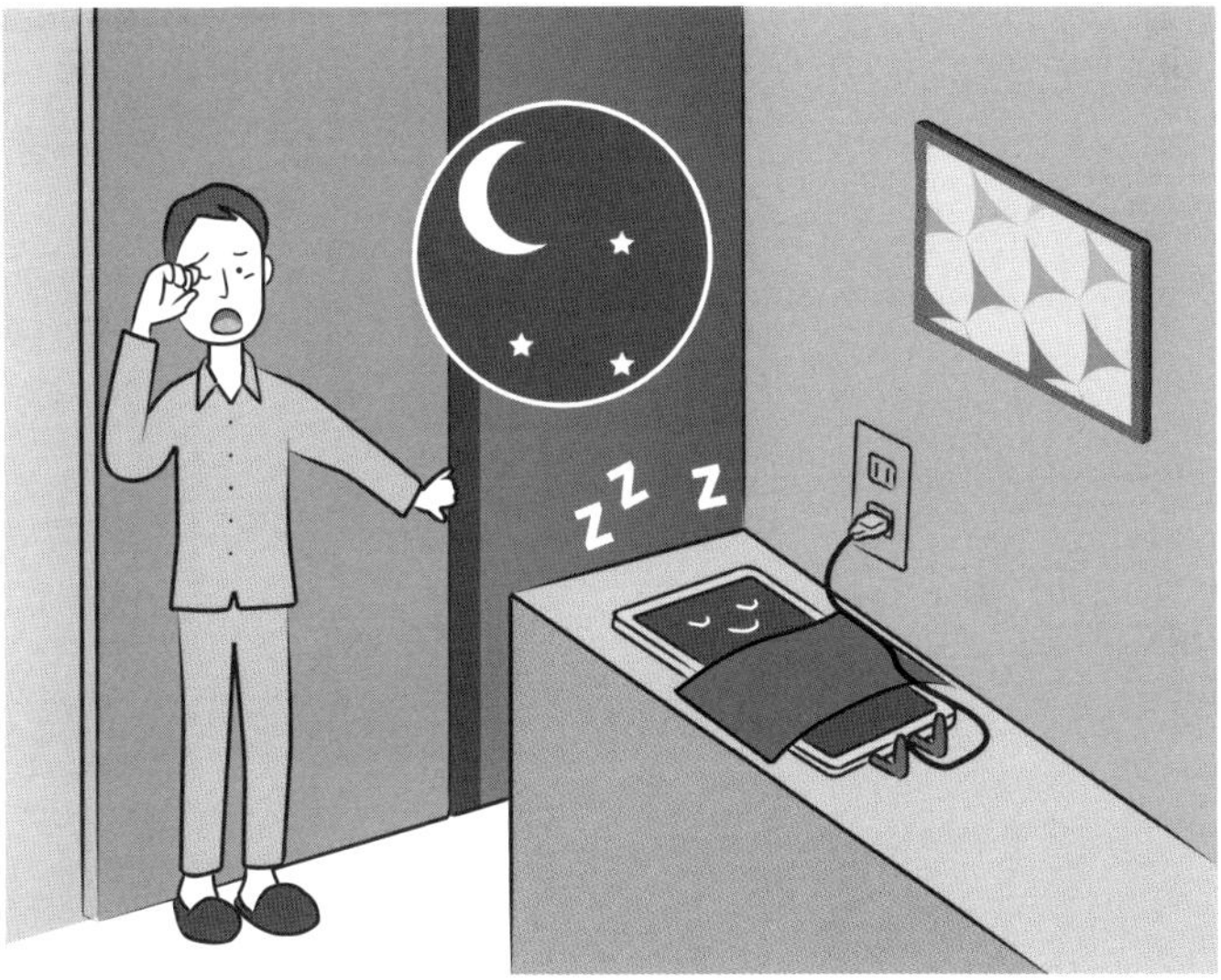

コツ①

タブレットやスマホを寝室に持ち込まない

手元にあると、つい手にとってしまいがち。寝室に持ち込まないか、少なくともベッドから手の届かない場所に置いておく。

コツ②

「メールチェックは朝にする」と決める

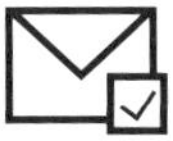

朝にすると決めることで、夜は安心して眠れる。朝は光の刺激やメールの内容を考えることによって脳が活性化し、一石二鳥。

コツ③

ブルーライトをカットするメガネやシートを使う

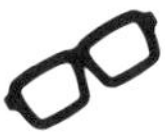

どうしても就寝前にパソコンやスマホを見なくてはならない場合は、せめてブルーライトをカットする。

副交感神経を優位にして自然に寝つく

眠れない夜は腹式呼吸やストレッチを

夜には心身をリラックスさせる

ベッドへ入ってもなかなか寝つけないときは、自律神経がうまく切り替わっていない可能性があります。体の働きをコントロールする自律神経は、交感神経と副交感神経の2種類があり、昼夜で徐々に切り替わることでバランスをとっています。交感神経は「昼の神経」とも呼ばれ、朝や日中に活発になり、心身を活動的にする働きがあります。副交感神経は「夜の神経」とも呼ばれ、夕方から夜にかけて優位になり、心身をリラックスさせて休息や安眠へ導くのです。

自律神経の切り替わりがうまくいかず、昼に交感神経が活発になったままの状態で夜になってしまうと、心身は日中の興奮・緊張した状態のまま。**副交感神経へと意図して切り替えることで、スムーズに眠りにつく**ことができます。

副交感神経を優位に働かせるためにおすすめの方法は、腹式呼吸。意識して深い呼吸を繰り返すことで、**深いリラックス状態に入り、自然な眠気を誘う**ことができます。毎晩寝る前に繰り返すことで、睡眠の質も高まり、深く眠れます。

また、軽いストレッチも有効。筋肉がほぐれて体がリラックスするほかに、血行をよくして冷え性を改善する効果もあります。どんなストレッチでも構いませんが、痛みを感じるほど無理をせず、気持ちよく体を伸ばすのがコツです。

布団でできる腹式呼吸とストレッチ

体がリラックスする ストレッチ

1

うつ伏せに寝そべり、両腕を立てて上半身を持ち上げる。

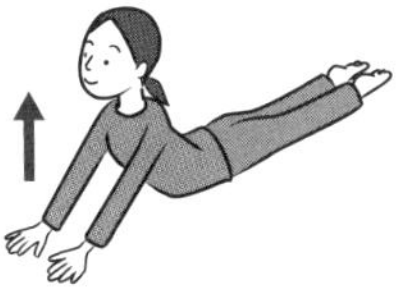

2

ゆっくりと息を吐きながら、両腕を伸ばしておしりを後ろへ引く。
何度か繰り返す。

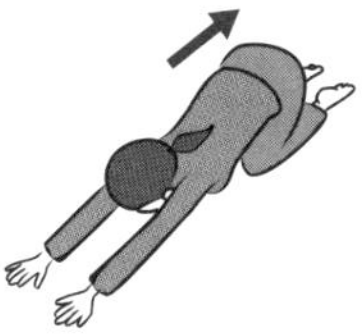

3

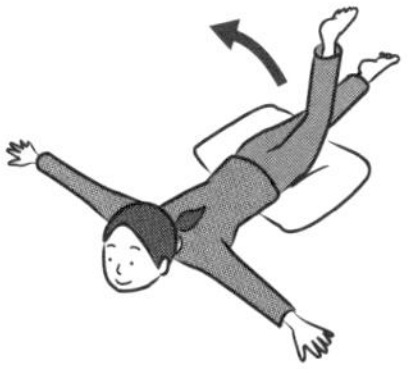

両腕を左右に広げ、太ももの下に枕を敷く。
上へ蹴り上げるように片脚をまっすぐ持ち上げ、ゆっくりと体の反対側へねじる。
両脚をそれぞれ5回程度ずつ行う。

ストレッチの方法ややり方に決まりはなく、「体が伸びて気持ちいい」と感じられればOK。自分の体の声を聞きながら、自由に行ってみてください。

横になったままでできる 腹式呼吸

1

力を抜いて仰向けに寝そべる。
枕は使わない。

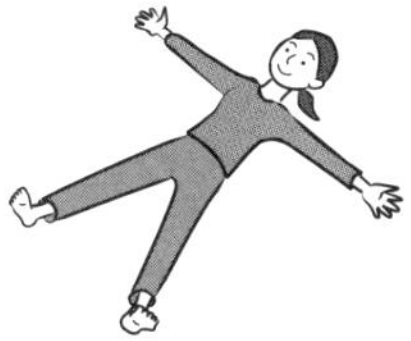

2

3秒以上かけて、鼻からゆっくり息を吸い込む。
しっかり吸い込んだ状態で、3秒ほど息を止める。

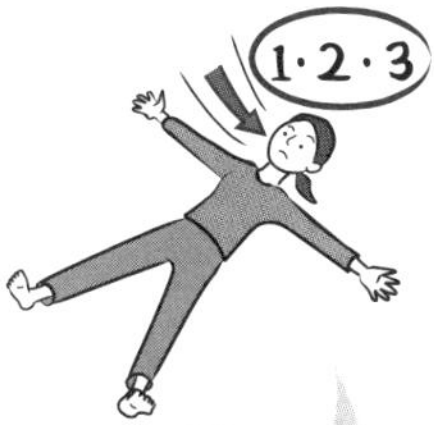

ポイント
吸った息で
お腹がふくらむのを
感じる

3

3秒以上かけて、口からゆっくり息を吐き切る。
しっかり吐き切った状態で、3秒ほど息を止める。

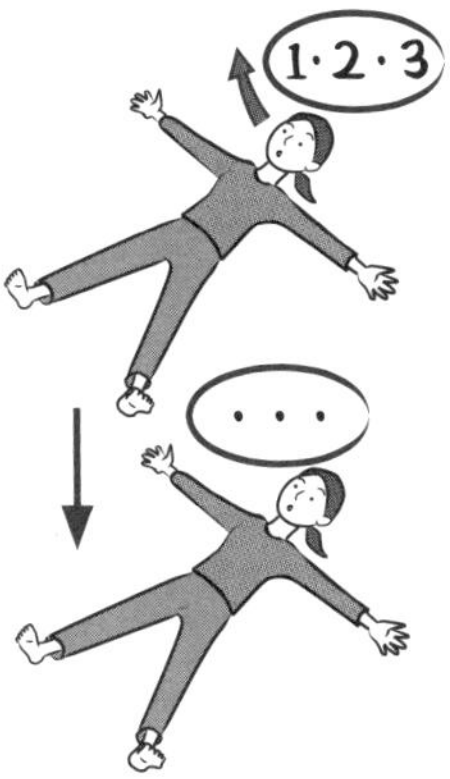

4

②〜③を3分ほど繰り返す。

飲食物もスマホも持ち込みNG!

「寝室は寝るだけの部屋」がベスト

安心して快適に眠れる寝室作り

寝室の環境は、睡眠の質を大きく左右します。直接体に触れる寝具はもちろんのこと、照明やインテリア、空間の雰囲気まで総合的に、ぐっすり眠れるかどうかに関わってくるのです。

理想的な寝室とは、寝ること以外何もしない空間です。書斎や趣味の空間とは部屋を分け、テレビやパソコンは置かず、飲食物やスマホの持ち込みも控えてください。**寝室へ入ったら、寝る以外何もしないようにする**のです。これは**「寝室=眠る場所」と自分のなかにイメージづけることで、眠りやすい環境を作る**ため。「寝つけないから」と寝床のなかでスマホを見たりものを食べたりしてしまい、余計に眠れなくなる悪循環もふせげます。ワンルームなどで**部屋を分けることができない場合は、身の回りのものを寝床から手の届かない場所に置く**ようにします。

ベッドで眠る場合は、配置にも気をつけましょう。ベッド位置をドアから離し、頭の位置をドアから遠いほうに置くことで、安心感が得られます。またなるべく壁から隙間をあけて配置すれば、寝具がズレにくくなり、通気性も確保できます。特にベッドヘッド側に窓がある場合は、10㎝以上の隙間を。これは冬場の冷気や結露でベッドが冷えるのを防止するためです。布団で眠る場合は、毎日上げ下げをしましょう。

理想的な寝室の基本レイアウト

寝室を「寝る以外何もしない」空間にできれば、部屋のレイアウトもすべて眠りやすさを重視して選ぶことができます。部屋のなかの具体的な条件は、次ページでご紹介します。

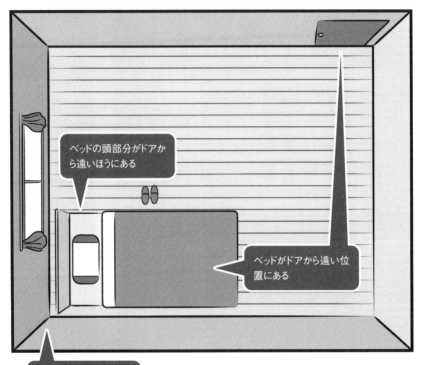

ベッドの頭部分がドアから遠いほうにある
ベッドがドアから遠い位置にある
ベッドが壁や窓から10cm以上離れている

色のパワーも活用!

寝室のシーツやカーテンを、眠りやすい心理効果のある色のものにするのもおすすめです。安眠効果が高い色は、リラックスできる緑色。睡眠ホルモン「メラトニン」の分泌を促す黄色や、ポジティブになれるオレンジ色も効果があります。体感温度を下げて眠りを誘うといわれる青色は、夏にぜひ取り入れたい色です。

寝室の温度や湿度、照明や静かさは？

眠りやすい寝室の具体的な整え方

ちょっとした工夫で眠りやすく！

寝室のなかの環境を整えれば、さらに眠りやすくなります。**特に睡眠の質に大きく関わるのは、温度・湿度、明るさ、音**の要素です。

まず、温度・湿度はエアコンや加湿器を使って快適に保ちましょう。**温度は、春と秋は18～22℃、夏は26℃以下、冬は15～18℃、湿度は通年で50～60％**が快眠の目安。特に、夏の28℃以上・冬の14℃以下の室温は、睡眠に悪影響がでてしまいます。ひと晩中エアコンで快適に整えるのが理想ですが、寝ついてから睡眠周期約2回分となる3時間分だけ使うのでも効果があります。

寝室の明るさは、睡眠中には暗いほどよく、明るくても豆電球のフットライト程度が理想。くもりの日の屋外などの500ルクス以上の光やブルーライトは睡眠ホルモン「メラトニン」が減るので、眠る1時間前からなるべく避けましょう。そのため、夕食後から少しずつ照明を暗くする、暖色系の光に変える、光が直接見えない間接照明を使うなどの工夫をすると、体がスムーズに入眠の準備に入れます。

寝室の音環境の理想は、40デシベル以下。これは図書館レベルの静けさです。カーテンを防音効果のあるものにする、寝つくまで好きな音楽を流して雑音を隠す「マスキング効果」を使うなど、工夫して静かな空間を作りましょう。

ぐっすり眠れる寝室の条件

空調（温度・湿度）・光・音条件を満たした寝室の例

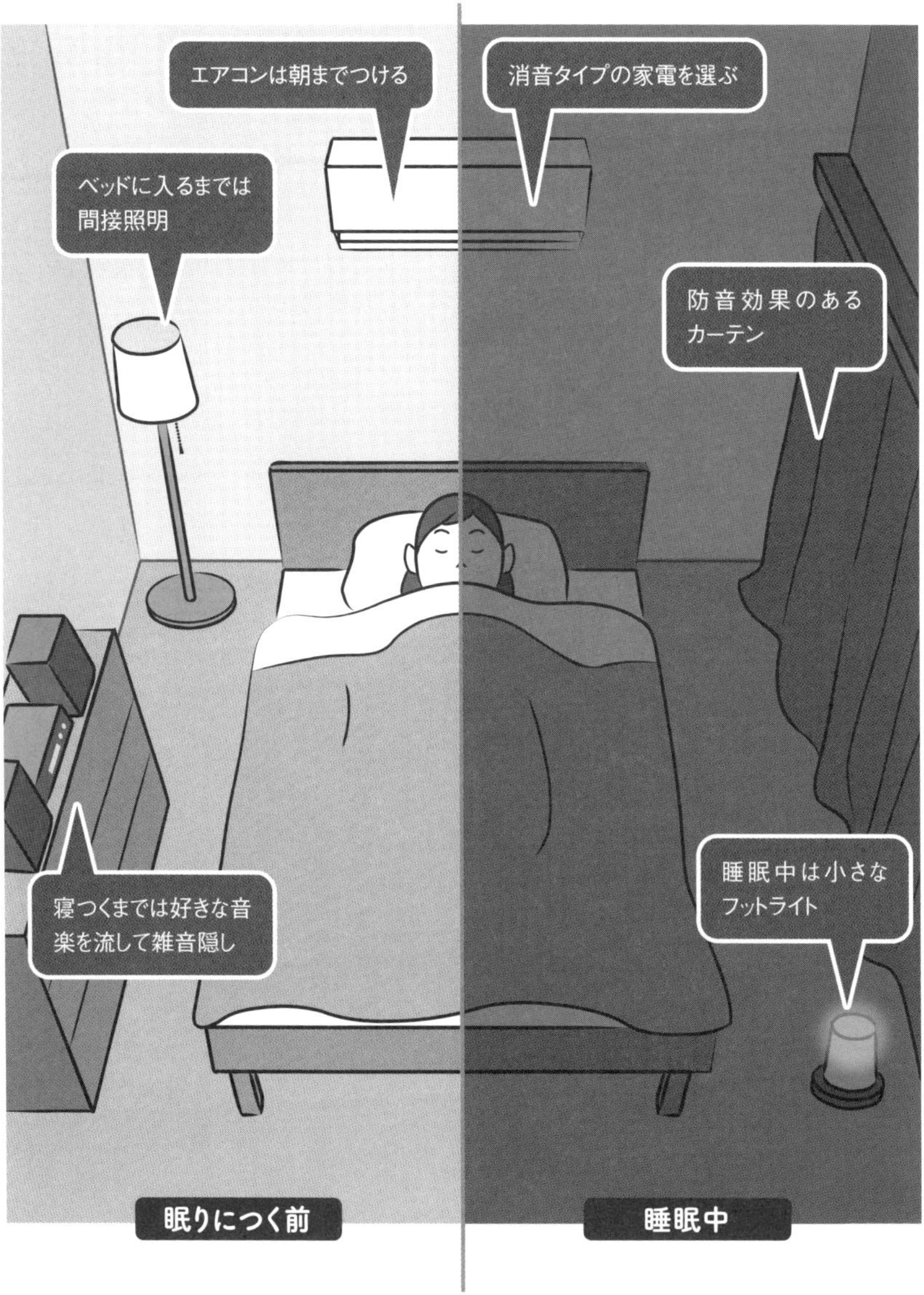

フィッティングでどんどん試そう！
体に合ったマットレスを選ぶコツ

重要なのは寝返りのしやすさ

睡眠中の体を支えるマットレスは、快眠の重要な要素。体に合わないものを使い続けると、**寝姿勢が不自然になって腰痛や肩こりの原因になり、自然な寝返りが妨げられて睡眠の質が落ち**ます。つまり体に合うマットレスのポイントは、**寝姿勢の安定感と寝返りのしやすさ**なのです。

寝姿勢の安定感は、仰向けに寝た姿勢で判断します。**仰向けになったときの背骨のラインが、自然に立ったときと同じS字を描くのが理想的**。筋肉に余計な力が入っていない姿勢です。

寝返りのしやすさは、仰向けの姿勢から寝返りをしてチェック。両腕を胸の前にクロスし、両膝をそろえて曲げた状態で寝返りをうちます。力まずに上・下半身がそろって寝返りがうてれば、自分に合ったマットレスということです。

マットレスは反発力の違いによって、低反発と高反発のものがあります。好みもありますが、おすすめは高反発。低反発のマットレスは全身が包み込まれるような寝心地が味わえますが、そのぶん寝返りがしにくくなります。**高反発のマットレスはかためでくつろぎにくいと感じる人もいますが、寝返りをうちやすい**のです。

なお、ベッドは１人１台がおすすめ。体に合うマットレスは人によって違いますし、隣に誰かが寝ていると寝返りが制限されてしまいます。

マットレスのチェックポイント

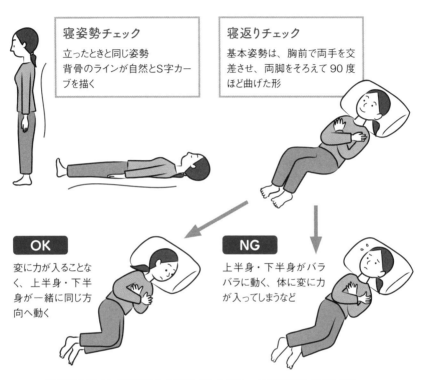

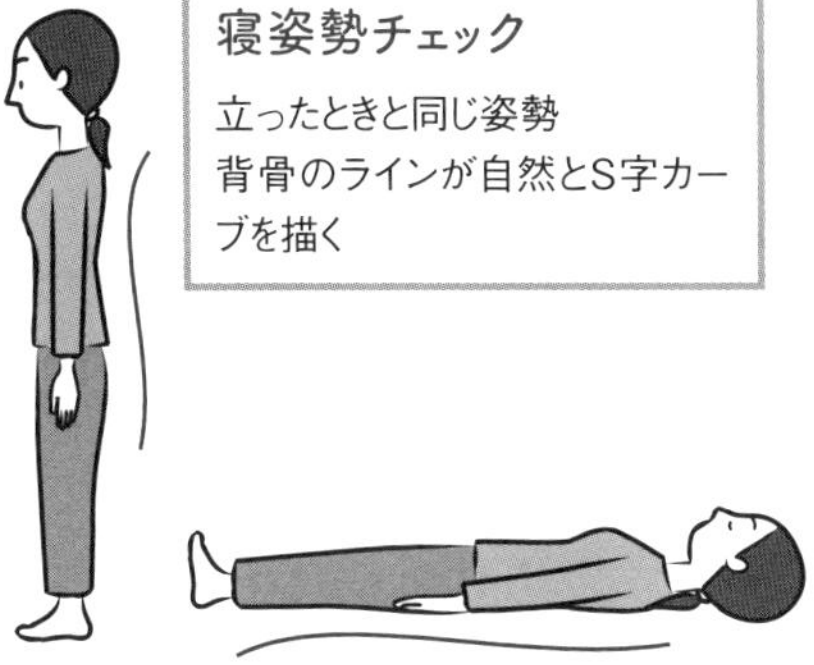

寝姿勢チェック

立ったときと同じ姿勢
背骨のラインが自然とS字カーブを描く

寝返りチェック

基本姿勢は、胸前で両手を交差させ、両脚をそろえて90度ほど曲げた形

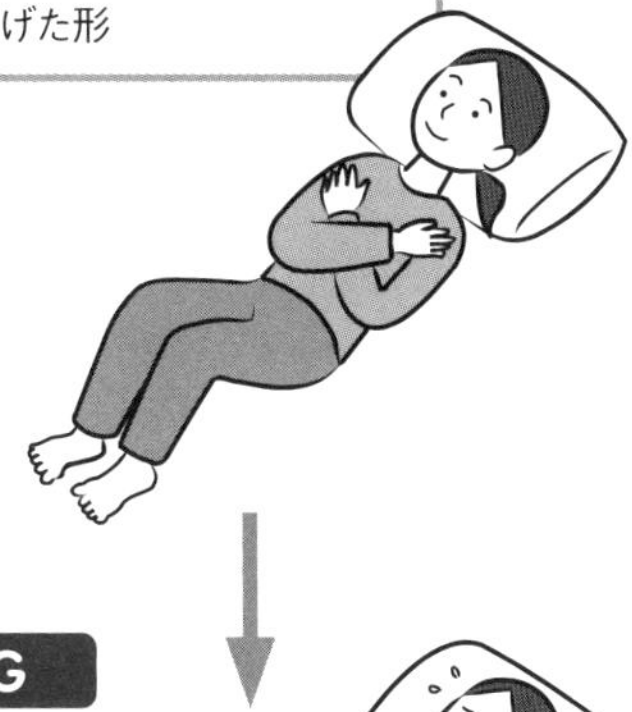

OK

変に力が入ることなく、上半身・下半身が一緒に同じ方向へ動く

NG

上半身・下半身がバラバラに動く、体に変に力が入ってしまうなど

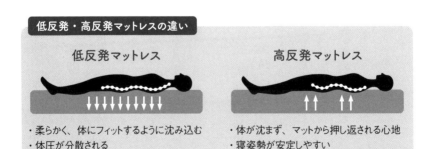

※寝返りは次ページでご紹介する枕とあわせてチェックするのがおすすめです。

低反発・高反発マットレスの違い

低反発マットレス

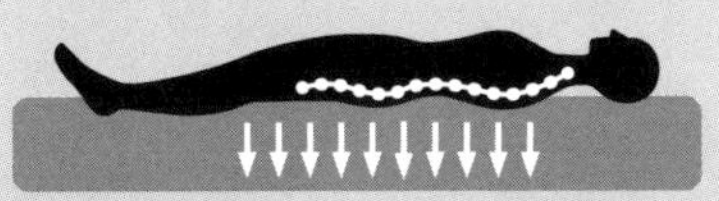

・柔らかく、体にフィットするように沈み込む
・体圧が分散される
・寝心地がよい
・寝返りがうちにくい

高反発マットレス

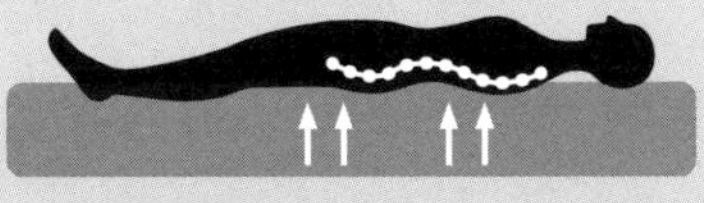

・体が沈まず、マットから押し返される心地
・寝姿勢が安定しやすい
・かためでくつろぎにくいと感じる人もいる
・寝返りがうちやすい

たった5㎜の差で快眠を逃しているかも……

枕は自分に合う「高さ」を見つける

枕は仰向け・横向きでチェック

自分に合ったマットレスが見つかったら、次は枕を選びましょう。前ページの**「寝返りチェック」は、可能ならマットレスと枕の両方を合わせてチェックするのがベスト**です。

枕選びのポイントとなるのもマットレスと同じ、**寝姿勢の安定感と寝返りのしやすさ**。枕の場合、そのために**重要なのは自分に合った高さを見つけること**です。枕はほんの5㎜高すぎたり低すぎたりするだけでも、スムーズに寝返りをうてなくなり、目覚めが悪くなるのです。

まず、寝姿勢が安定する枕の合わせ方。これは枕に仰向けに頭を乗せたときの首の状態でチェックします。**理想は、首が自然なC字カーブを描き、額と鼻の先を結んだ線が床に対して5度の角度となる姿勢**。呼吸をしにくく感じるようなら、体に合っていないサインです。

寝返りのしやすさは、横向きに頭を乗せてチェックします。額～胸～お腹の中心線が一直線となり、床と平行であればOKです。この横向きの確認は、片方だけでなく両向きとも忘れずに、実際に横になって確かめましょう。

枕の形は平べったいものがおすすめ。枕の高さが体に合っていれば、首は必ずしも支えなくて大丈夫です。素材はややかためで反発力の強いもののなかから、寝心地の好みで選びましょう。

自分に合う枕の高さの調べ方

仰向けチェック：首の姿勢

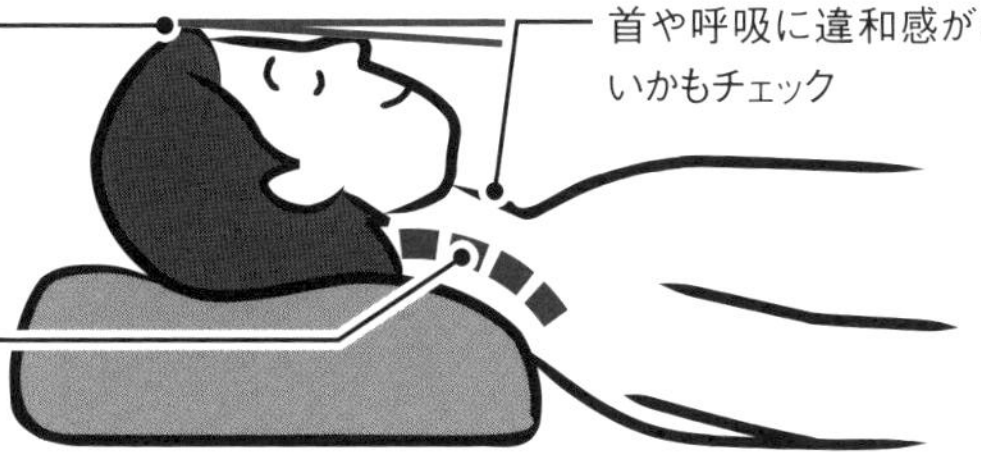
額と鼻の先を結んだ線が床に対して5度の角度となるかを確認
首が自然なC字カーブを描いている

横向きチェック：寝返りのしやすさ

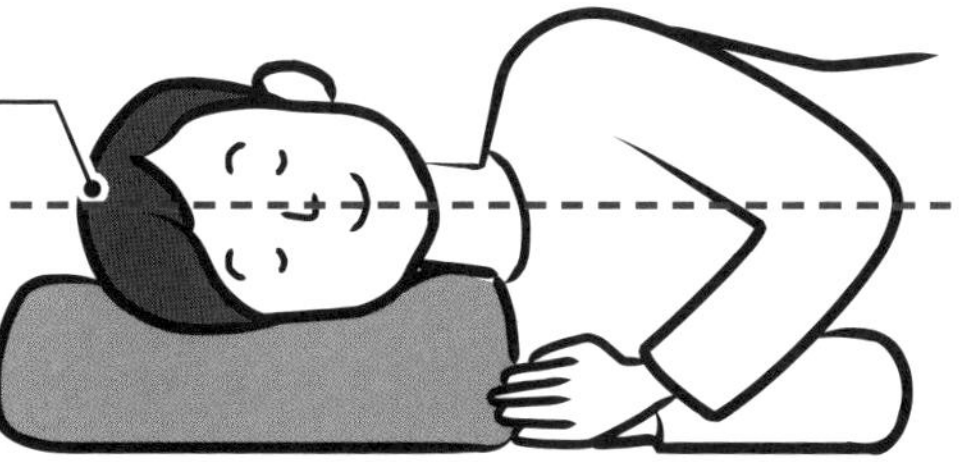
額～胸～お腹の中心線が一直線となり、床と平行となっているかを確認

自分で作る理想の枕

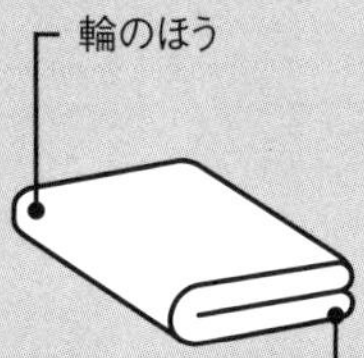
めくれるほう

自宅にある玄関マットとタオルケットとバスタオルを使えば、理想の高さの枕をつくれます。枕を長年研究している「山田朱織枕研究所」が公開している「玄関マット枕」の作り方をご紹介しましょう。

① 最初に土台となる玄関マットを三つ折りに、次にタオルケットを四つ折りのあと三つ折りにして、重ねる。高さが足りなければバスタオルも重ね、自分に合う高さに調節する
② 重ねたタオルの一番上の、輪の方を頭側、めくれるほうを首側にして使用し、さらに高さを微調節する
③ヒモやテープで固定する

出典／山田朱織枕研究所

部屋着で眠ると寝つきが悪くなる 寝るときはやっぱりパジャマが一番！

パジャマ選びは着心地重視で

夜はパジャマに着替えず、ジャージやスウェットなどの部屋着のまま眠るという人がいます。ですが、**睡眠の質を上げたいならパジャマを着て眠るほうが絶対におすすめ**です。

株式会社ワコールによるパジャマと眠りの調査では、パジャマで眠ったときは部屋着のときに比べ、**寝つくまでの時間が約9分短く**なり、**夜中に目覚める回数は約15％減る**という結果が出ました。パジャマを着て眠ると寝つきがよくなり、夜中に目覚めにくくなるのです。

その理由はふたつ考えられます。ひとつは

スリープセレモニー（入眠儀式）。眠る前に決まった行動をとることによって自律神経が副交感神経優位へと切り替えられ、眠りやすくなるのです。パジャマを着るほかに、歯を磨く、トイレに行くなども含まれます。もうひとつは、パジャマ自体の眠りやすさ。パジャマは肌ざわりがよく安心感があるので、心身がリラックスし、副交感神経が優位になりやすいのです。

つまり**パジャマを選ぶときの一番のポイントは、肌ざわりや着心地のよさ**。肌に触れて心地よく感じられるものを選びましょう。また、**吸水性・通気性・伸縮性・柔軟性が高く、体を締めつけずゆったりしたもの**を。これは睡眠中にはたくさん汗をかき、寝返りをうつためです。

眠りやすいパジャマとは?

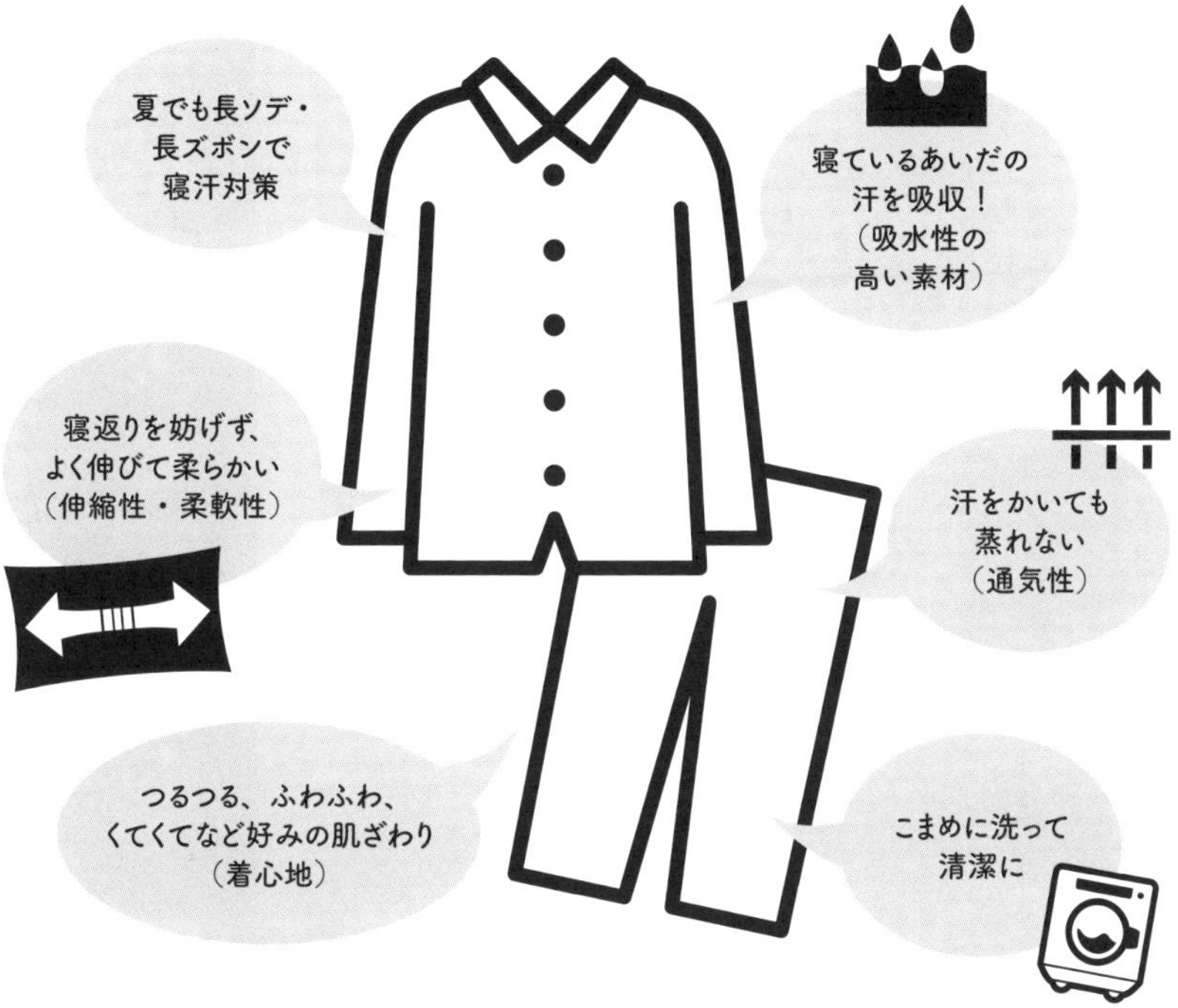
夏でも長ソデ・
長ズボンで
寝汗対策
寝ているあいだの
汗を吸収！
（吸水性の
高い素材）
寝返りを妨げず、
よく伸びて柔らかい
（伸縮性・柔軟性）
汗をかいても
蒸れない
（通気性）
つるつる、ふわふわ、
くてくてなど好みの肌ざわり
（着心地）
こまめに洗って
清潔に

パジャマによく使われる繊維４種類

綿

- 吸湿・吸水性が高い
- 肌ざわりが柔らかい
- 洗いやすく、取り扱いがラク

麻

- 吸湿・吸水性、速乾性が高い
- もっとも耐久性の高い天然繊維といわれる
- 涼やかなため夏用に向く

シルク

- 吸湿・吸水性、保湿性が高い
- 主成分が人の肌に近いため、肌なじみがよく肌にやさしい
- 夏は涼しく、冬は温かい

綿＋化学繊維

- 綿に化学繊維を混ぜることで、軽さや型くずれしにくさなど、別のメリットが加わる
- ストレッチ性の高いポリエステルを足した「綿 95%＋ポリエステル 5%」など

お気に入りの香りでぐっすり眠る

気持ちよく眠れるアロマテラピー

香りは本能に直接伝わる情報

心地よく眠りにつくために、取り入れたいのが**香りの効果**。特に**神経が高ぶって寝つけないときに試してみると、魔法のように眠りにつけることも。嗅覚は五感のなかでも脳に刺激が届くのがもっとも速い、原始的な感覚**。香りの情報はほかの感覚と違い、脳の記憶や感情に関わる海馬や扁桃体、感情や本能を司る大脳辺縁系へと直接伝わります。そのため、**好きな香りや心地よく感じる香りは、本能的な安心を誘い、心身がリラックスできる**のです。

さらに**科学的な研究によって、安眠効果が実証されている香り**もあります。その香りとは、**「ラベンダー」「セドロール」「コーヒー」「タマネギ」**の4種類。コーヒーは飲むとカフェインによる覚醒効果が発揮されてしまいますので、あくまで香りだけ。タマネギは多いとNGですが、匂いがするかしないかほどの少量を部屋に置くと、眠りを誘う効果があります。

ラベンダーとセドロールの香りは、アロマテラピーで手軽に取り入れられます。ラベンダーは鎮静効果をもたらす成分「酢酸リナリル」を35％以上含む「真正ラベンダー」を選びましょう。セドロールはヒノキ科やスギ科の樹木の香りに含まれる成分で、「シダーウッド」のエッセンシャルオイルに多く含まれます。

睡眠のためのおすすめアロマ

真正ラベンダー

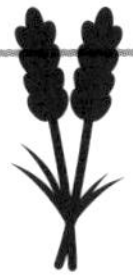

やさしく軽やかな花の香り。眠りを促す香りとしてもっとも有名。医療や介護の現場でも用いられる。深くリラックスしたいときに。

シダーウッド

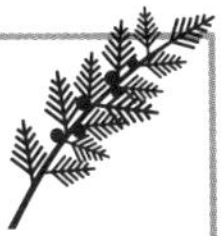

ほんのりスパイシーで神秘的な樹木の香り。睡眠に効果のある成分「セドロール」を多く含む。不安があるとき、心を落ち着かせたいときに。

オレンジスイート

甘くフレッシュな果実の香り。気分を明るくしたいとき、緊張やストレスを感じるときに。ラベンダーと合わせるのもおすすめ。

ペパーミント

清涼感のあるミントの香り。心を落ち着かせ、意識をはっきりさせてくれる効果が期待できるので、眠気覚ましやリフレッシュに。

ローズゼラニウム（別名：ゼラニウム）

ローズに似た、甘く優雅な花の香り。心身を落ち着かせたいとき、気分を明るくしたいときに。スキンケア用品にもよく使われる。

ユーカリ（別名：ユーカリプタス）

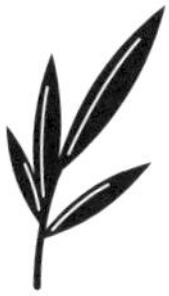

清涼感のあるクリアな樹木の香り。イライラしたとき、集中力を高めたいときに。ラベンダーと合わせるのもおすすめ。高血圧の人・小さな子どもはNG。

簡単アロマテラピーの例

ハンカチ芳香浴

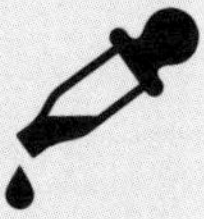

ハンカチやティッシュ・ペーパーにオイルを１～２滴落とし、鼻に近づけて深呼吸。眠るときは枕元に置く。

マグカップ芳香浴

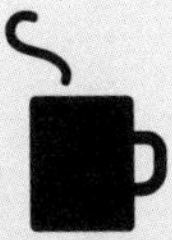

マグカップに熱いお湯を入れ、オイルを数滴落とす。朝にペパーミントなどの清涼感のあるオイルを落として、目覚ましアロマにも。使用したマグカップは洗っても香りの残る可能性があるため、アロマ専用に。

オイルバス

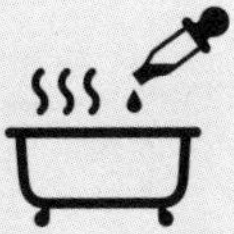

お湯を入れた湯船に落とすだけ。最初は１滴からはじめ、増やしても５滴までに。オイルを塩に混ぜたバスソルトもおすすめ。

アロマディフューザー

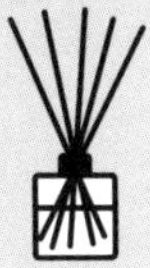

香りを拡散させる器具。さまざまなタイプがある。長い時間香りが続くため、部屋全体に香りを広げられる。

自然音や音楽のゆらぎは眠りに効果あり

小鳥のさえずりやクラシックは生体リズムに共鳴

リラックスできる音楽は眠りによい

大きな音は目が覚めてしまいますが、**就寝前に自分が好きでリラックスできる音楽を静かな音量で楽しむのは、スムーズな眠りにつく**のに役立ちます。

自然の環境音で構成されたヒーリングミュージックも、就寝前におすすめです。**小鳥のさえずりや水のせせらぎなどの持つ「1／fゆらぎ」が心をリラックスさせ、副交感神経を優位に促し**ます。自然界に存在するものにはすべてゆらぎがあり、そのなかでも1／fゆらぎは規則的なものと不規則的なものが調和した状態。人の生体リズムは基本的に1／fゆらぎをしているとの研究もあり、生体リズムと共鳴するために心地よさや快適さを感じるともいわれています。

クラシック音楽にも1／fゆらぎを持つ曲がたくさんあります。特にモーツァルトの楽曲を聞くことで、リラックスしたときに出る脳波であるα波が出て癒やし効果が高いことで知られていますが、この**α波の周波数も1／fゆらぎを持っている**のです。**α波は心身をリラックスさせる効果にくわえ、集中力を高めて脳を活性化させる効果もあるため、夜だけでなく朝にもおすすめ**です。音楽は、あくまで自分がリラックスできる音を選ぶのが大事。曲にこだわらず、まずは好きな音楽から試してみてください。

癒やしの音楽で眠りにつく

自然の環境音が楽しめるヒーリングミュージックや穏やかなクラシック曲を眠る前に静かに流すと、眠りにつきやすくなります。つけっぱなしで眠ってしまっても大丈夫なように、タイマーなどをセットしておきましょう。

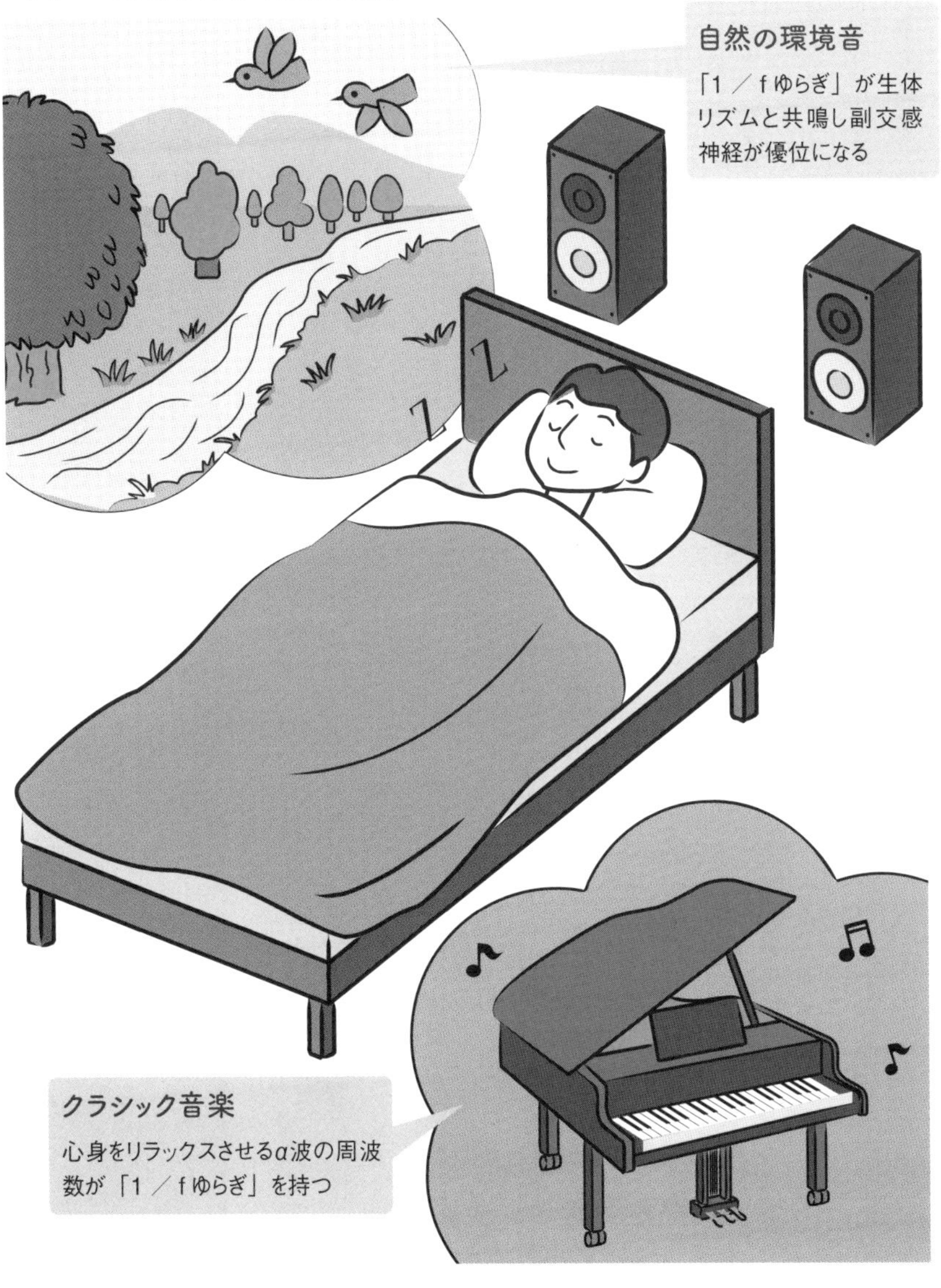
自然の環境音
「1／fゆらぎ」が生体リズムと共鳴し副交感神経が優位になる
クラシック音楽
心身をリラックスさせるα波の周波数が「1／fゆらぎ」を持つ

眠りやすくなる光の色は赤やオレンジ

暖色系の穏やかな光で眠りにつく

光の色効果で体を睡眠モードに

光の明るさによって眠りやすさが変わることはご紹介しましたが、**光の色にも、眠りやすい色とそうでない色**があります。人の目に見える光の色は、波長の長さによって7色に分かれます。**波長がもっとも短い色が紫で、ブルーライトはこの紫～青の光のこと。**藍・青・緑・黄・橙の順に波長が長くなり、もっとも波長が長いのが赤い光です。なお蛍光灯や太陽光などの白い光は、7色の波長をすべて含みます。

ブルーライトを見るとメラトニンの分泌が減るのは、短い波長の光が網膜の光受容体に反応して、体が覚醒モードに入るため。**波長の長い赤い光は、メラトニン分泌をそれほど妨げない**ことがわかっています。また夕陽のような赤や橙色は、心身をリラックスさせ、副交感神経を優位に促す効果があります。つまり、**暖色系の光は体を睡眠モードへ切り替えてくれる**のです。電球色LEDや赤色ライトなど、ぜひ寝室に暖色系の照明を取り入れてみてください。

眠りにつく1時間前から照明の明るさを落とせば、さらにメラトニン分泌を促せます。オレンジ色の間接照明や、小さなキャンドルの灯りは最適。**キャンドルの炎の「1／fゆらぎ」には、気分を落ち着かせて眠気を誘う効果**もあります。ただし眠る前に火を消すのを忘れずに。

光の波長と色の違い

太陽の光をプリズムに通すと、光の粒子が周波数で分光され、虹のような色の帯（スペクトル）ができます。これは光の波長の違いによって、人の目が異なる色の光と認識するため。つまり、光は色が違えば波長の長さも異なるため、人体に与える影響も変わってきます。

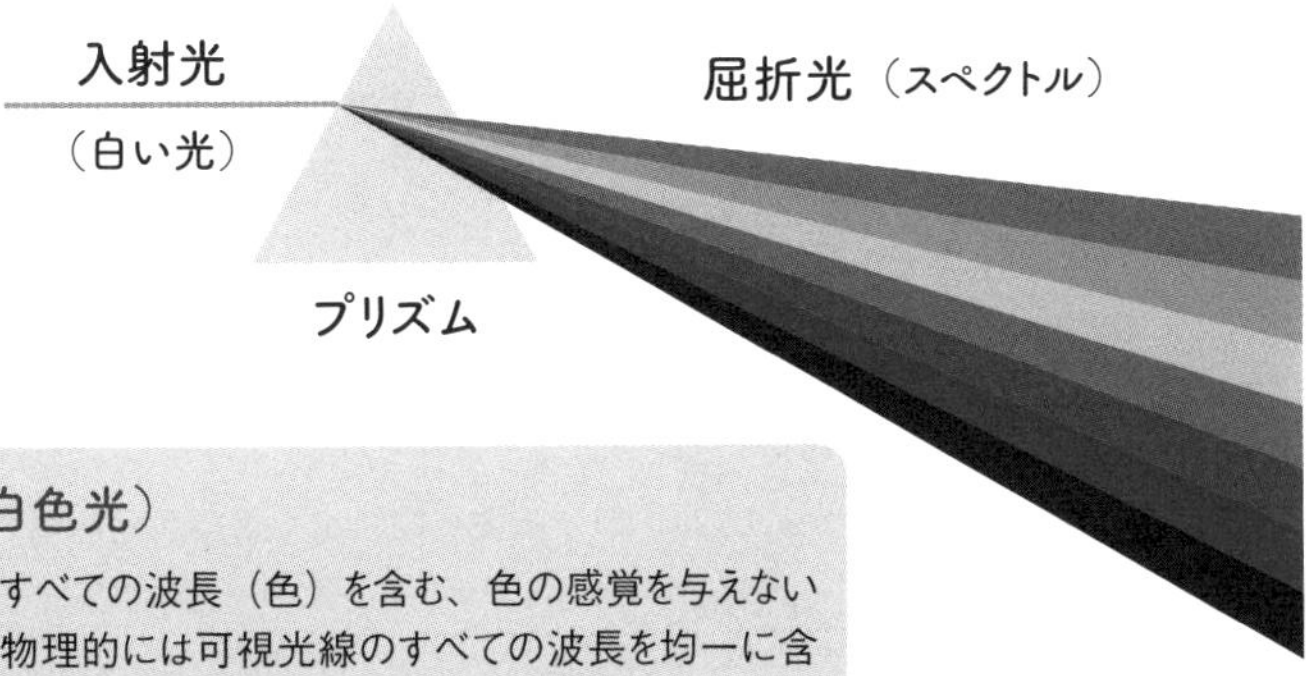

白い光（白色光）

- 可視光線のすべての波長（色）を含む、色の感覚を与えない無色の光（物理的には可視光線のすべての波長を均一に含むことで白色となるが、太陽光と同等に色の感覚を再現できる光源であれば白色光と見なされる）
- 太陽光や白色電灯など
- 朝にこの光を浴びることで、睡眠ホルモン「メラトニン」が減少し、幸せホルモン「セロトニン」が増加する（40ページ）

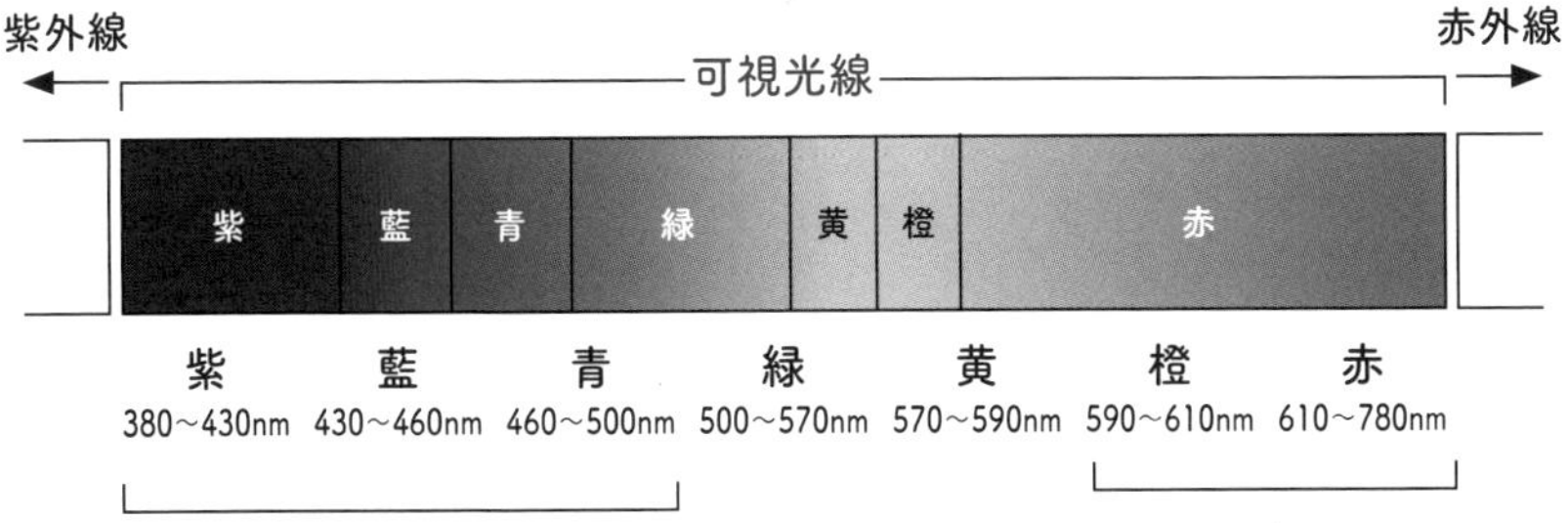

ブルーライト

- 380～500nm（紫～青）の波長の光。
- 可視光線のなかで、もっとも紫外線に近い。波長が短く、光のエネルギー量が大きい。
- メラトニンを減少させ、体を覚醒させる。

暖色系の光（橙色～赤）

- 可視光線のなかで、もっとも波長が長く、光のエネルギー量が少ない。
- 体内時計によるメラトニンの分泌を妨げにくい。
- 副交感神経を優位に切り替える働きがある。

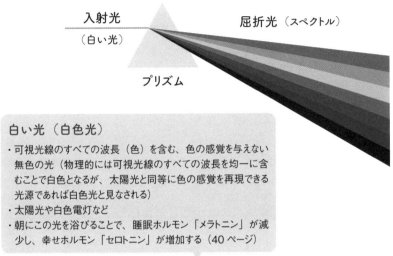

めちゃくちゃな夢を見る仕組み

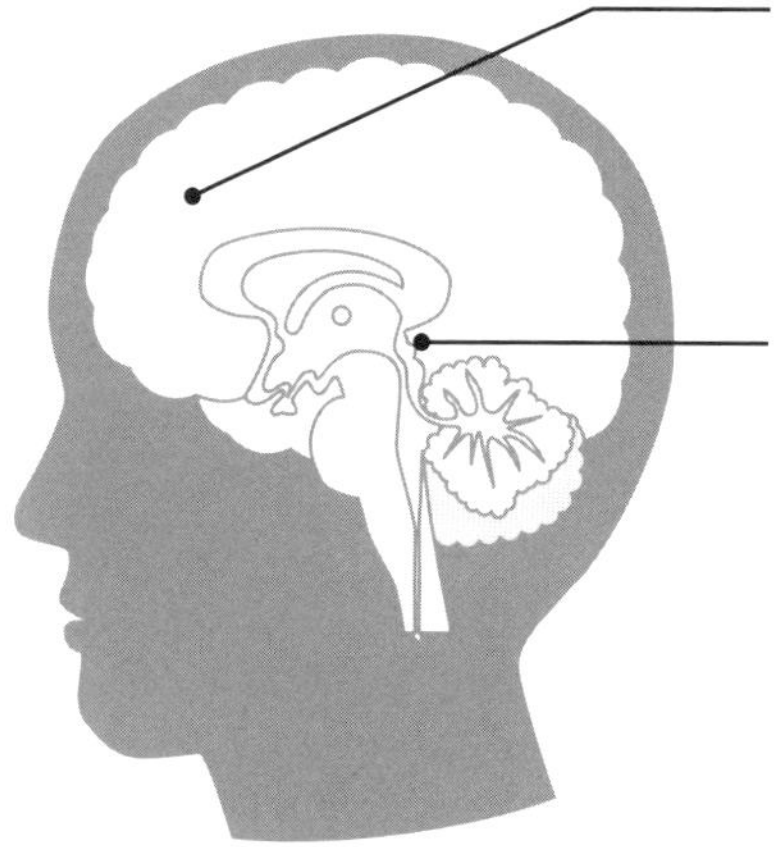

前頭連合野は休憩中

前頭連合野が脳のなかでもっとも休息を必要としているので、睡眠中は休止状態の場合が多い。

海馬やほかの脳は活動中

レム睡眠時、記憶を司る海馬や視覚に関係する脳は活発に働いており、夢を見ることができる。

▼

情報が整理できないまま映像化されるためめちゃくちゃな夢になる

睡眠中に夢を見る仕組みとは？MRIで夢の解読も進んでいる

夢の仕組みは未解明の部分が多いものの、現代では主に、レム睡眠中に脳の記憶中枢・海馬の活動が活発になるためと考えられています。それに対して司令塔である大脳の前頭連合野は休息しているため、夢は筋道のあやふやなものになるのです。見た夢はノンレム睡眠に入ると忘れてしまいますが、目覚める直前のレム睡眠時の夢は起きたあとにも覚えていることがあります。

近年では国際電気通信基礎技術研究所（ATR）の神谷之康博士らにより、MRIを使った夢の解読に成功しました。なんと夢の約60％、一部では70％以上が正確に読みとれたのです。夢については、これからもっと多くのことがわかっていくかもしれません。

Part 3

快眠ごはん&眠りを誘う正しい食べ方

体のなかから眠る力を引き出す！

毎日の食事は一見して睡眠には無関係に思えますが、それは大間違い。食事内容によって睡眠の質は左右されてしまいます。また、食事をとる時間が睡眠⇕覚醒のオン・オフのスイッチになるなど、食べるタイミングや食べ方も重要。1日3回の食事で自然と睡眠力を向上させましょう。

快眠体質のカギは3つのアミノ酸

規則正しい食事で睡眠によい栄養素をとる

必要な栄養素で睡眠をサポート

ぐっすり眠れる体を作るために、毎日の食事はとても重要です。**睡眠の質を向上させる食事の基本は、1日三食を毎日なるべく同じ時刻に規則正しく食べること**。それによって**体内時計が整い、夜に眠りやすくなる**のです。

また、三度の食事で睡眠の質を高めてくれる栄養素を積極的にとりいれましょう。足りない分をサプリメントで補うのもよいです。なかでも真っ先におすすめしたいのが、**トリプトファン・グリシン・ギャバの3つのアミノ酸**です。これら3つは、快眠のカナメとも言える栄養素。

そのほかにぜひとりたい栄養素が、メラトニン、カルシウム、ビタミンB_{12}、鉄分。睡眠ホルモン「メラトニン」はトリプトファンから作られますが、直接食べ物からも摂取できるのです。カルシウムは神経の興奮をおさえ、睡眠時間を調整する働きがあります。ビタミンB_{12}は体内時計の調節に関わる成分。鉄分は不足すると神経が高ぶって体がだるくなり、寝つきが悪くなるうえに、睡眠障害の原因にもなります。

反対に控えたほうがいいのが、生活習慣病の原因となるもの。**生活習慣病は睡眠の質を悪くするだけでなく、睡眠障害の原因にもなる**のです。塩分やコレステロール、飽和脂肪酸などは、とりすぎないように気をつけましょう。

今日からとりいれたい4つの栄養素

栄養素は自分に必要なものをとることが大切。睡眠によい栄養素のなかでも、特に日本人に不足しがちなものや、睡眠に直接大きな影響を持つものを4つ挙げました（栄養素を含む具体的な食材は89ページ）。

メラトニン

脳の松果体から分泌されるホルモンで、「睡眠ホルモン」と呼ばれる。トリプトファンを摂取することでも、体内にメラトニンが作られる。

睡眠への効果

- 自然な眠気が訪れ、寝つきがよくなる
- 深く長く眠れるようになり、中途覚醒の回数が減る

カルシウム

人体にもっとも多く含まれるミネラル成分。全体のうち99%は歯や骨を形成し、残りの1%は体内の細胞のなかでさまざまな働きをする。

睡眠への効果

- 神経の興奮やイライラをおさえ、気持ちを穏やかに落ち着かせる
- 睡眠・覚醒を制御することで、睡眠時間の長さを調整する

ビタミン B_{12}

神経や血液に欠かせない栄養素。体内時計を整える働きがあり、入眠～覚醒のリズムに関わる睡眠障害の治療薬にもなる。

睡眠への効果

- 睡眠～覚醒の体内リズムが整い、夜に眠りやすく・朝に目覚めやすくなる
- 寝つきがよくなる

鉄分

不足すると「鉄欠乏性貧血」となる。セロトニンやドーパミンなどの神経伝達物質の合成にも関わり、不足すれば神経が高ぶってイライラ感を引き起こす。

睡眠への効果

- 神経と体が落ち着いて、眠りやすくなる
- ドーパミンの不調による睡眠障害「むずむず脚症候群」の予防

睡眠ホルモン・幸せホルモンのもと

トリプトファンは睡眠リズムのカナメ

朝に摂取したい必須アミノ酸

トリプトファンは、必須アミノ酸の1種。必須アミノ酸とは、人の体に必要な20種類のアミノ酸のなかでも体内では充分な量を合成できない8種類のアミノ酸のことで、食べ物から摂取する必要があります。このトリプトファンは、睡眠にとって重要な要素。なぜなら、**トリプトファンは幸せホルモン「セロトニン」の原料となり、セロトニンは睡眠ホルモン「メラトニン」の原料となる**から。40ページでご紹介した**セロトニンとメラトニンによる睡眠リズムは、トリプトファンからはじまる**ともいえるのです。

トリプトファンを摂取するのに効果的なのは朝食の時間です。これは、トリプトファンがセロトニンを経てメラトニンに変化するまでに14時間前後かかるため。**朝の時間帯にトリプトファンをたっぷり摂取することで、朝〜昼のあいだにセロトニンの量を増やし、夜にはメラトニンをしっかり分泌させる**ことができるのです。

ただし、トリプトファンのとりすぎは危険。サプリメントで大量に摂取した際に、「好酸球《こうさんきゅう》増《ぞう》多《た》筋《きん》痛《つう》症候群」という健康障害を引き起こしたという事例があります。フランス食品衛生安全庁（AFSSA）によると、成人男性（体重60kg目安）に推奨されるトリプトファンの1日の摂取量は、220㎎とされています。

トリプトファンと体内時計

毎朝充分にトリプトファンをとると、朝～昼にはセロトニンが、夜にはメラトニンがしっかり分泌されます。そのため体内時計が安定し、朝はスッキリ目覚め、昼は活動的にすごし、夜はグッスリ眠る、理想的な睡眠サイクルへと入ることができるのです。

トリプトファンを朝に摂取すると……

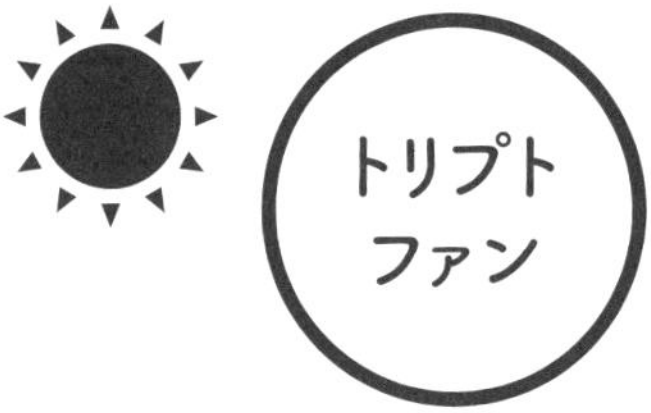

必須アミノ酸：「トリプトファン」

体内では作られないため、食べ物から摂取する
セロトニンの原料となる

朝・昼はセロトニンが増える！

・スッキリと目覚められる
・気分が穏やかに安定し、活動的になる
・ストレスに強くなる

幸せホルモン「セロトニン」

・トリプトファンを原料にして作られる
・食べ物からは摂取できない
・メラトニンの原料となる

夜はメラトニンが増える！

・自然な眠気が訪れる
・深い眠りにつける
・中途覚醒がなく、長い時間眠れる

睡眠ホルモン「メラトニン」

・セロトニンから作られる
・食べ物からも摂取できる

血流がよくなり、ぐっすり眠れるアミノ酸

グリシンで安眠・美肌を手に入れる

深く眠るためのサポート役

グリシンは、地球上でもっとも古いと考えられているアミノ酸のひとつ。分子量が最小のアミノ酸でもあります。タンパク質の構成成分として体内のさまざまな部位に存在しており、まさに体の基本となる成分のひとつといえます。

グリシンは脳に作用し、手足の血管を広げて血流をよくする働きがあります。手足の血流がよくなると体の深部体温が下がり、自然な眠気が訪れます。**就寝前にグリシンをとると、そうでない人に比べ、消灯から深い眠りに落ちるまでの時間が短く**なります。睡眠中の脳波からは、**深い睡眠にすぐに入れるだけでなく、眠りのパターンもより自然な形になる**ことがわかっています。いろいろなアミノ酸を研究している味の素株式会社の実験では、眠る前にグリシンを摂取することで、朝の疲労感が軽減され、日中の作業効率も上がったとの結果がでました。グリシンは、深く眠って体をしっかり休めるサポートをしてくれるのです。

また、グリシンは皮膚にあるコラーゲンを作っているアミノ酸のうち1／3を占める成分。そのためグリシンをとると肌のバリア機能が高まり、敏感肌が改善されます。また、手足の血流量が増えることで肌の水分量も増すため、いわゆる美肌効果も期待できるのです。

グリシンをとってゆっくり安眠

就寝前に２gのグリシンをとることで、睡眠の質がアップ。翌日の眠気や疲労感が減少し、作業の能率や、集中力や意欲が向上します。普段の睡眠を改善したい場合はもちろん、睡眠時間が充分に取れないときの集中力アップにも効果があります。

グリシンを摂取した場合の深部体温

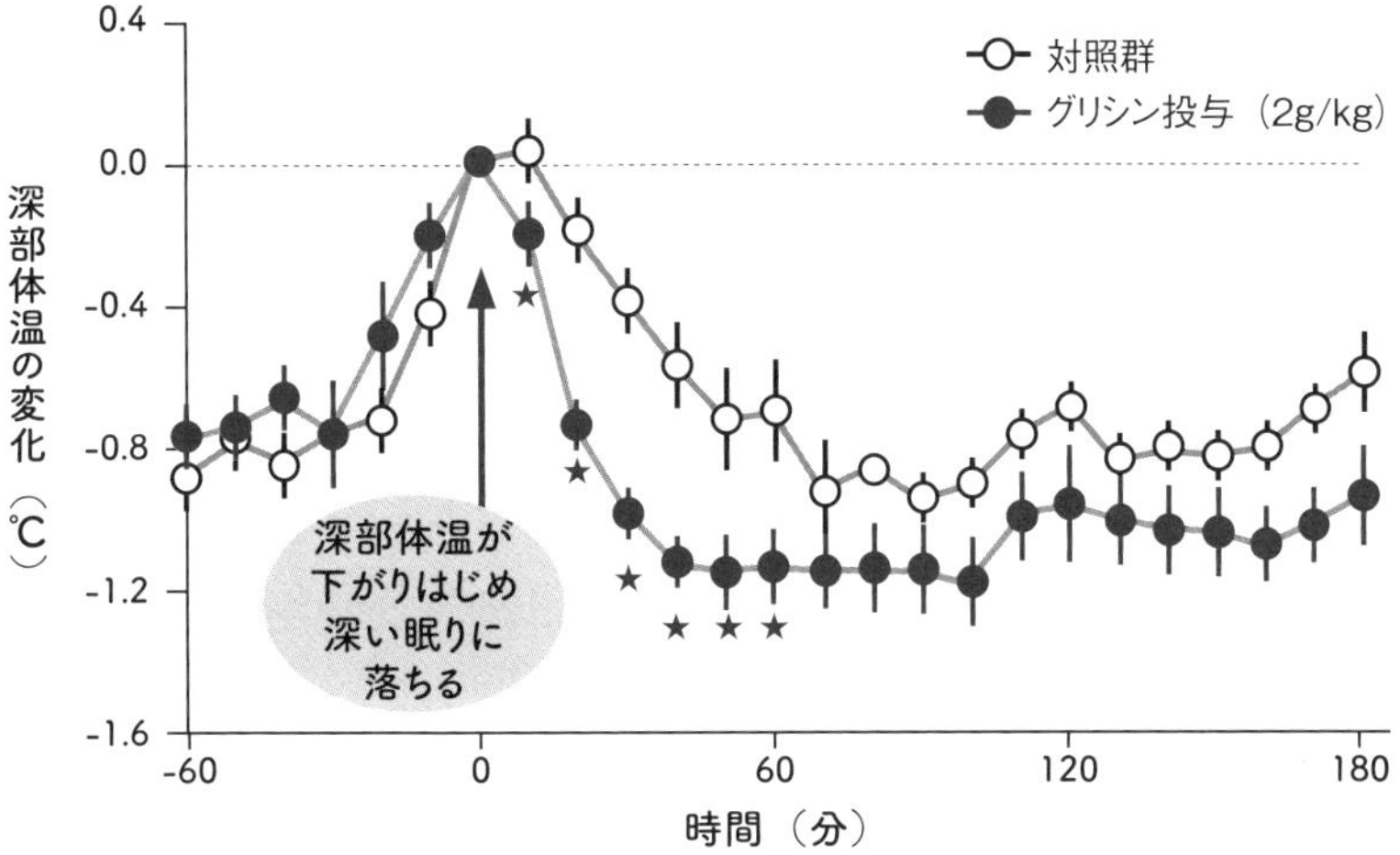

出典／第32回日本睡眠学会（2007年味の素株式会社）

睡眠だけじゃないグリシンの効果

朝の目覚めがスッキリ
日中のパフォーマンスがアップ
肌のバリア機能がアップ

血圧低下や認知症予防など健康効果たくさん

ギャバは副交感神経を助け、眠気を強める

さまざまな健康効果もあり

ギャバ（GABA）はアミノ酸のひとつであるγ－アミノ酪酸《らくさん》（Gamma-Amino Butyric Acid）の略で、脳や脊髄に存在する**神経伝達物質です。興奮系の神経の働きをおさえ、副交感神経を活性化させて、眠気を誘う**作用があります。

睡眠以外でも、**軽度の高血圧患者の血圧を下げる、自律神経の障害からくる不安やイライラを和らげる、アルツハイマー型認知症の予防や改善、腎臓や肝臓の機能改善や肥満防止**など、さまざまな健康への効果が期待されています。

ギャバは神経細胞のギャバ受容体にくっつくことで、ギャバ神経が活性化します。それにより気持ちが落ち着いて眠くなるのです。病院で処方される睡眠薬の多くはこの作用を利用したもので、睡眠薬の成分（ベンゾジアゼピンなど）をギャバ受容体にくっつけてギャバ神経を活性化させ、強力な眠気を引き出しています。また**飲酒すると眠くなるのも、アルコールがギャバ受容体にくっつくため**です。

食べ物として摂取したギャバはそのまま脳にとりこまれるわけではありませんが、健康効果は期待できます。摂取量は、1日に10～20mgほどが目安。ギャバのリラックス効果が表れるのは摂取後2時間ほどしてからなので、タイミングよく食べましょう。

ギャバを摂取すると眠くなるしくみ

ギャバ受容体にギャバが結合すると……

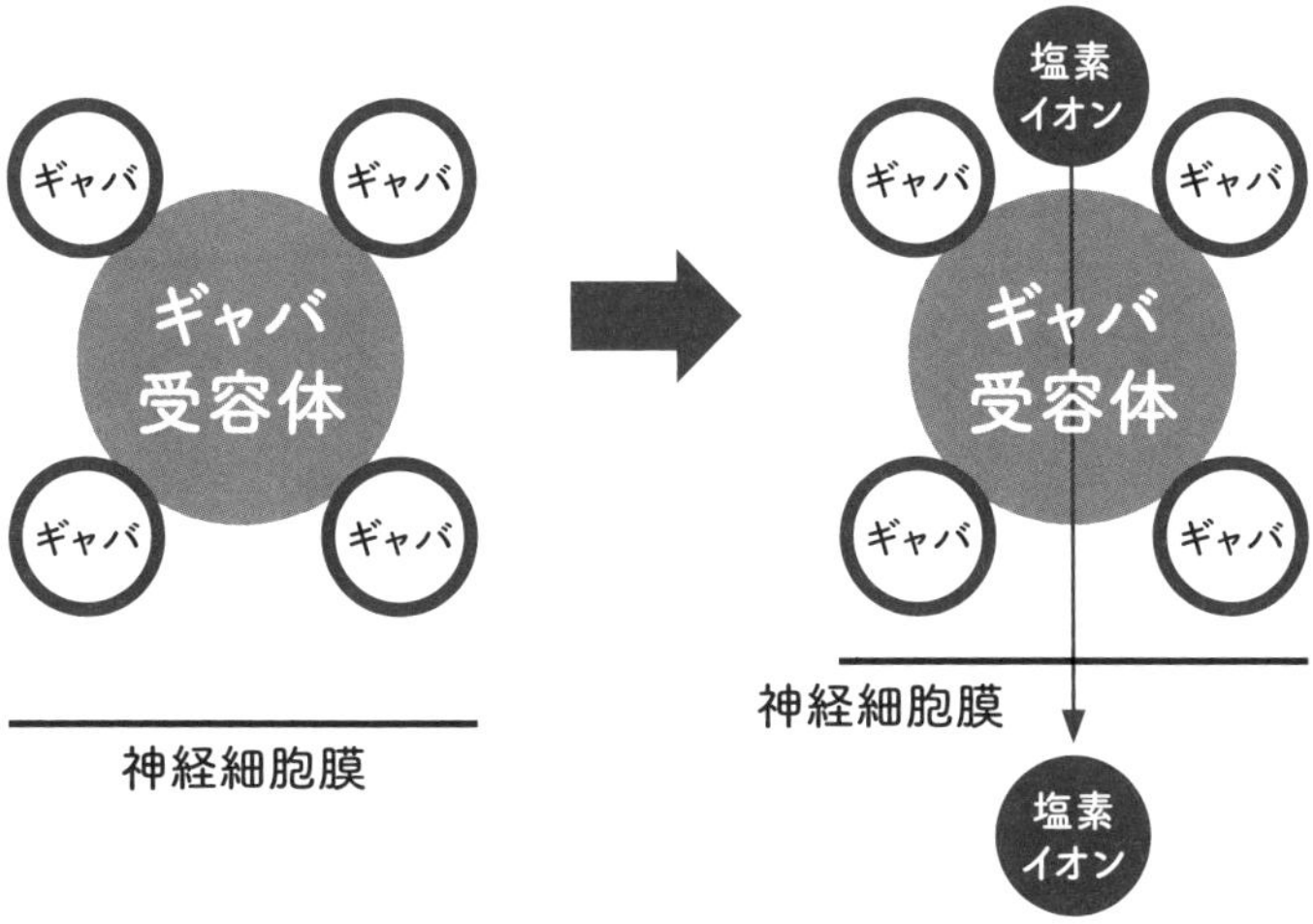

神経細胞膜に発現するギャバ受容体にギャバなどがくっつくと、ギャバ受容体を介して塩素イオン（CL-）が細胞膜の外から内へと流れ込みます。

⬇

その結果、ギャバ神経が自律神経に働きかけ、副交感神経を刺激し、気持ちが落ち着いて眠くなる

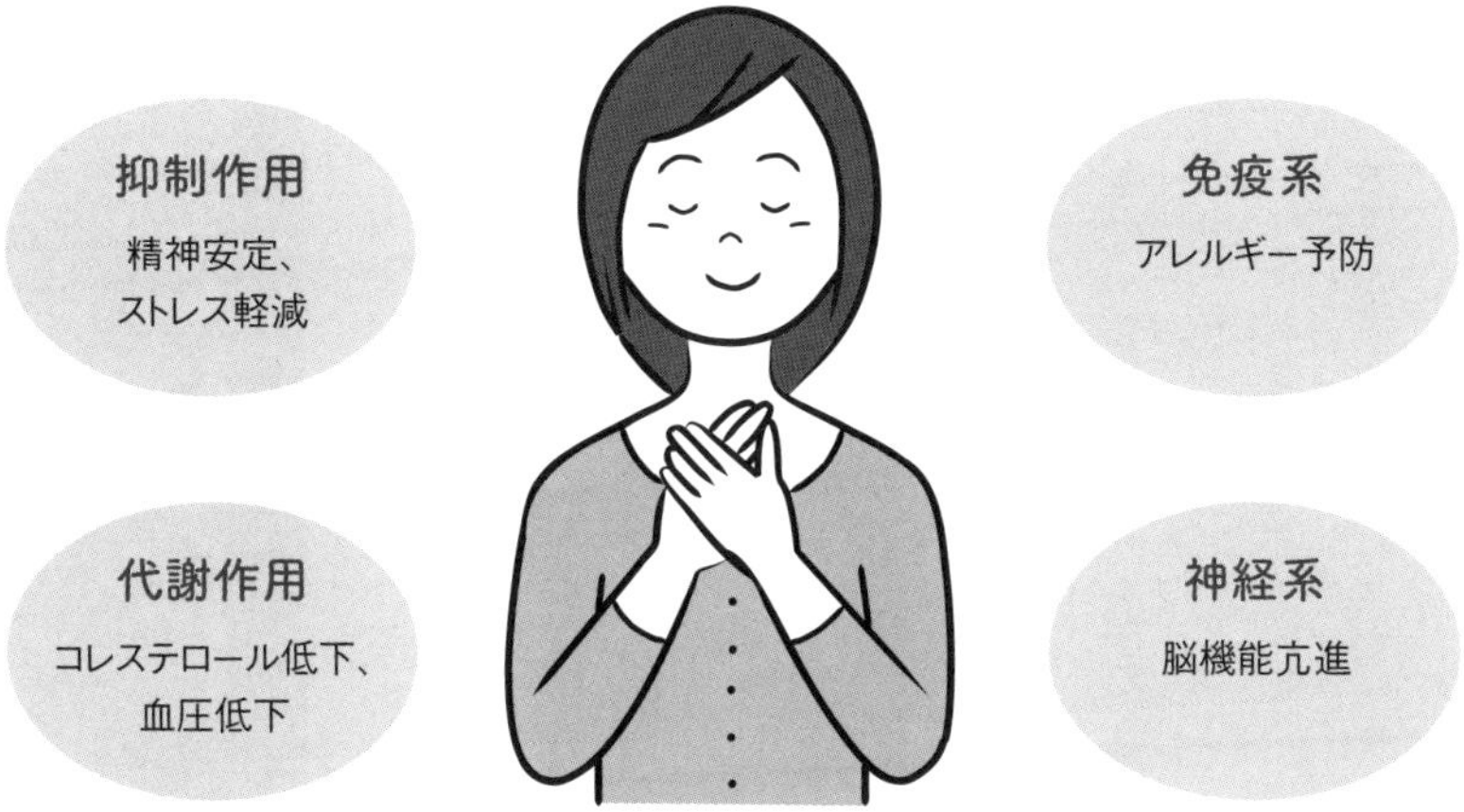
抑制作用
精神安定、
ストレス軽減
免疫系
アレルギー予防
代謝作用
コレステロール低下、
血圧低下
神経系
脳機能亢進

発芽玄米に含まれるギャバは白米の約10倍

白米を発芽玄米に変えて快眠ごはんに

発芽玄米は栄養豊富な優秀食材

毎日のごはんで睡眠によい栄養素を摂取していくためには、普段のメニューを大きく変えず、食べ飽きることなく、簡単に続けていけることが大切。そこでおすすめなのが、**普段の白米を発芽玄米に変える**ことです。

玄米や発芽玄米には、ギャバが豊富に含まれています。特に**発芽玄米のギャバ含有量は、玄米の約5倍、白米の約10倍**にもなります。発芽玄米とは少しだけ発芽した状態の玄米のことで、**発芽することで酵素が活性化するため、玄米のときと栄養成分が変化し、総合的に栄養価が高くなる**のです。ギャバのほかにカルシウムや鉄分も含むほか、ビタミンB_1やビタミンE、カルシウムの吸収を促進するイノシトール、体温・血圧を調整するマグネシウムなども含みます。

さらに玄米よりうまみが強くて柔らかく、玄米特有の香りがほとんどないため、食べやすいのも特徴です。調理の際は家庭の炊飯器で白米と同じように炊けますし、白米と混ぜてもOK。毎日の食卓に無理なく取り入れられるのです。

ギャバはアワ・キビ・ヒエなどの雑穀にも含まれています。また、大豆・グリンピース・小豆などの豆類にはトリプトファンやビタミンB_{12}が豊富。雑穀ごはんや豆ごはんも、快眠ごはんにおすすめです。

栄養たっぷり！　発芽玄米

ギャバの含有量が豊富なだけでなく、発芽玄米は栄養たっぷりのパワーフード。カロリーは精白米とほとんど変わらないのに、数倍もの栄養素を含んでいます。

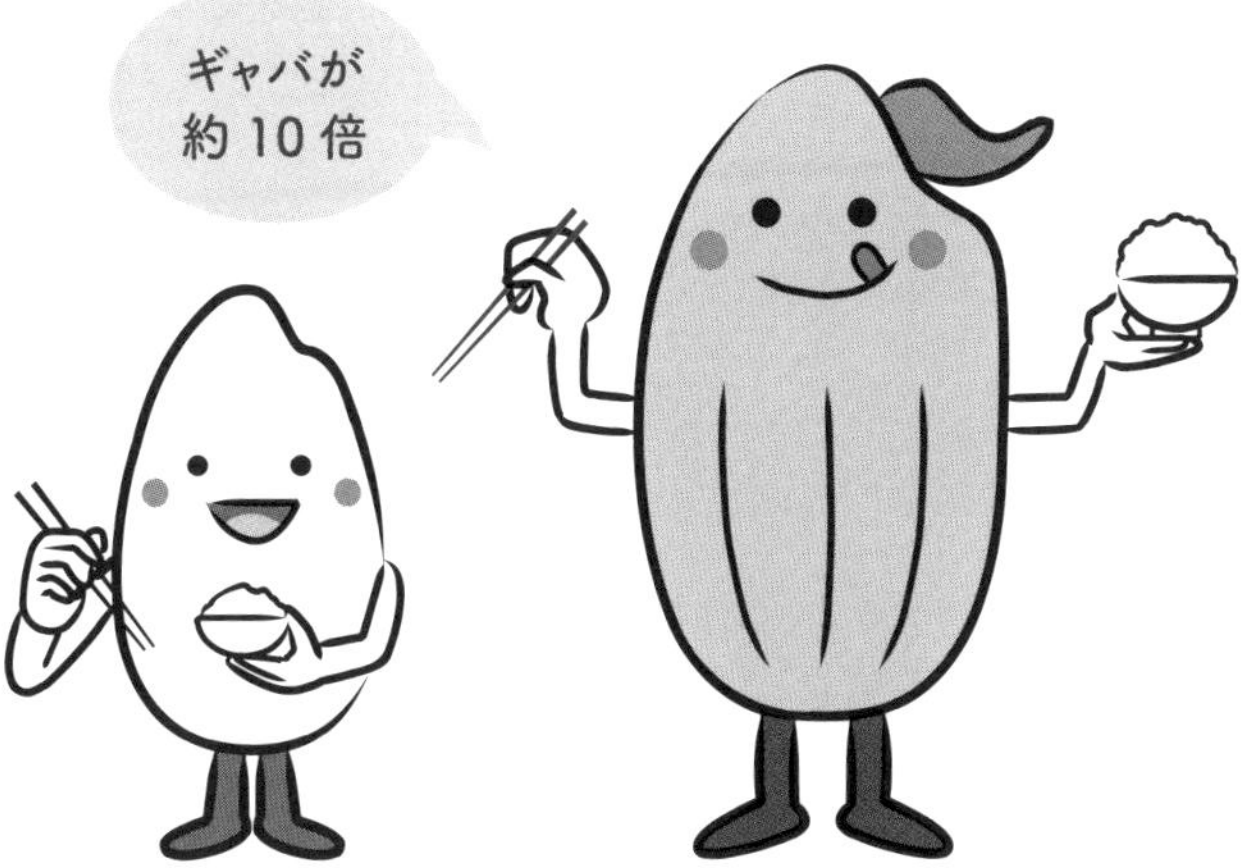

白米に比べて発芽玄米の栄養素はこんなに多い！

（白米のそれぞれの栄養素を1とした場合の発芽玄米の栄養素量）

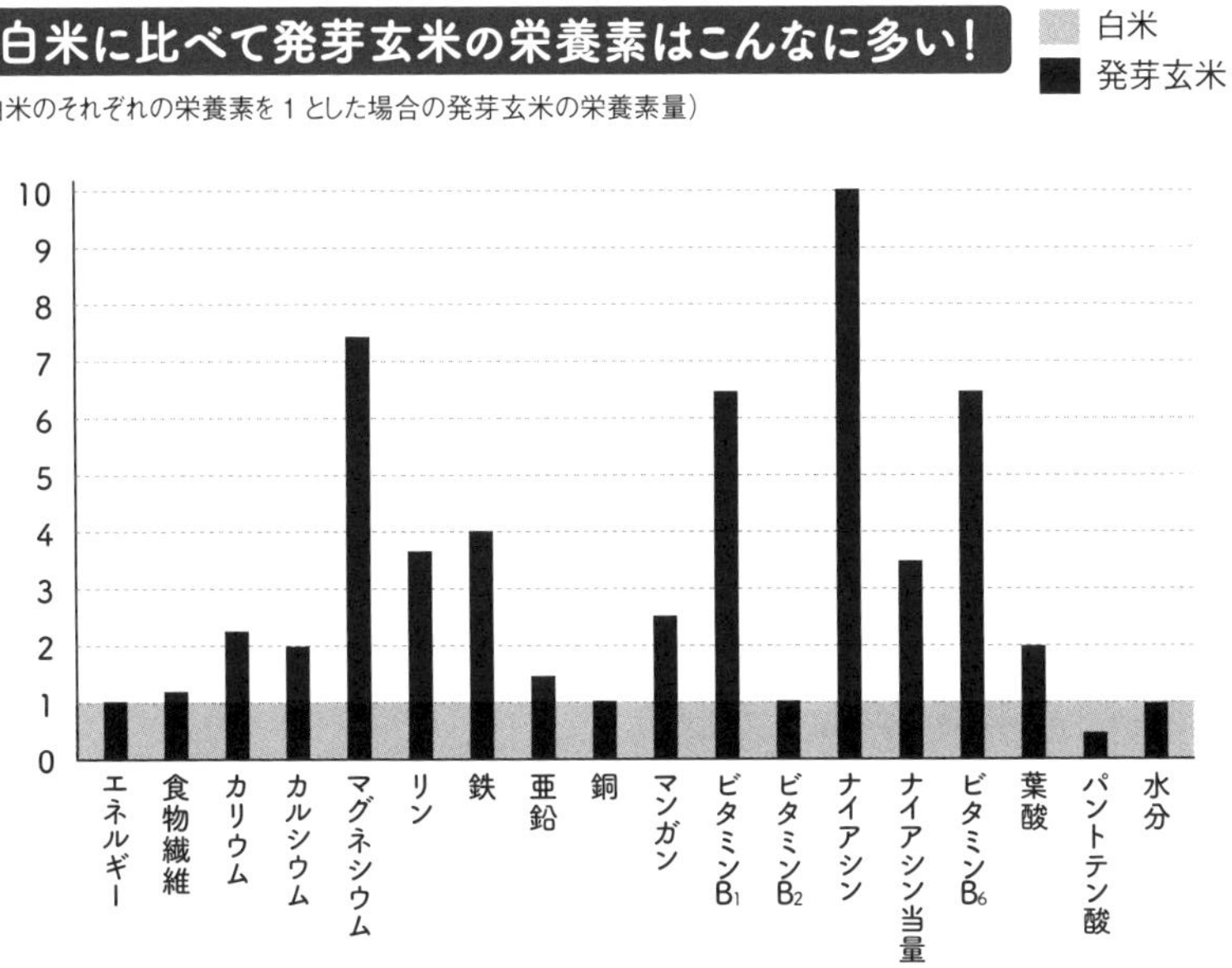

出典／日本食品標準成分表2020年版（八訂）

毎日とりたい快眠食品と効果的な食べ方

栄養素別・睡眠によいおすすめ食材

朝・夜など食べる時間も考えて

栄養素はサプリメントで補うこともできますが、できれば**日常の食事として食べ物から自然に摂取**したいもの。特に快眠によいおすすめ食材をご紹介します。

トリプトファンは必須アミノ酸で体内では生成できないため、毎日摂取するのが理想的です。特に多く含む食材は、牛乳や乳製品、豆や大豆製品、バナナ、アボカド、肉類、スジコ、タラコなど。朝に食べるとより効果的です。

グリシンが多く含まれるのはエビ・ホタテ・イカ・カニ・カジキマグロなどの魚介類で、うま み成分のもとにもなっています。これらを夕食にとると、その夜の睡眠の質がアップします。

ギャバは玄米や胚芽米、アワ・キビ・ヒエ・大麦などの雑穀、漬物、小魚、トマト、スプラウト（発芽野菜）、ココア、チョコレート、緑茶などに多く含まれます。機能性表示食品として「ギャバ配合」と表記されているものもあります。

そのほか、カルシウム・メラトニン・ビタミンB_{12}・鉄分を豊富に含むものなど、積極的に食べたい食材を一覧にまとめました。食べるときは偏食にならないよう気をつけましょう。**特定の食材ばかり食べたり、食材の種類が少なかったりすると、かえって必要な栄養素が摂取できなくなる**場合があります。

睡眠の質がアップする食材一覧

朝に
とるのがおすすめ

トリプトファン

牛乳や乳製品、豆や大豆製品、バナナ、アボカド、肉類、スジコ、タラコ、卵、はちみつ、ナッツ類など

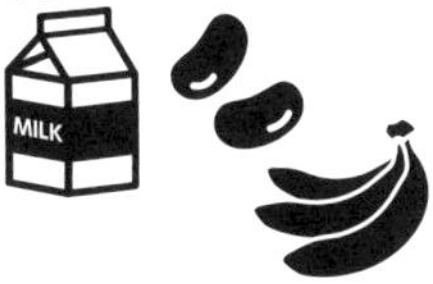

夕食にとるのが
おすすめ

グリシン

エビ・ホタテ・イカ・カニ・カジキマグロなどの魚介類

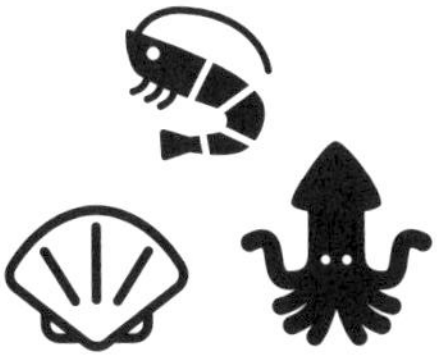

チョコやお茶などに
機能性表示食品も

ギャバ

玄米や胚芽米、アワ・キビ・ヒエ・大麦などの雑穀、漬物、小魚、トマト、スプラウト（発芽野菜）、ココア、チョコレート

ビタミン D やクエン酸と
一緒にとると吸収率アップ

カルシウム

干しエビ・小魚などの魚介類、海藻、牛乳や乳製品、豆類、ケール、ブロッコリー、白菜など

深部体温を下げる
働きがある

メラトニン

米・麦などの穀物、カイワレ大根、ケール・白菜・キャベツなどの葉野菜、トマト、アメリカンチェリーなど

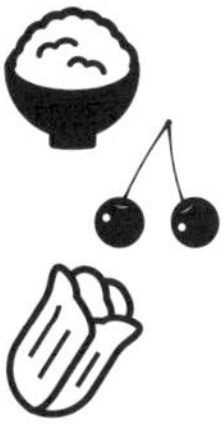

末梢神経や中枢神経の
回復や機能維持をする

ビタミン B_{12}

サケ・イワシ・ウナギなどの魚介類、シジミ・アサリなどの二枚貝、海苔などの海藻類、レバーなどの肉、卵、牛乳・乳製品など

貧血の予防と
改善に欠かせない

鉄分

（ヘム鉄）レバー・牛もも肉などの赤身の肉類、カツオ・マグロなどの赤身の魚介類など
（非ヘム鉄／ヘム鉄に比べて吸収しにくい）米、小麦、トウモロコシ、黒豆、大豆、キクラゲ、海苔など

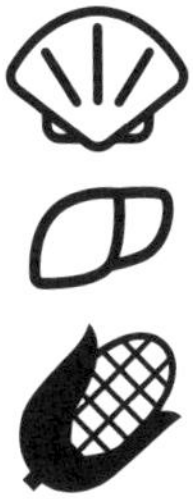

ひと口に10回噛むことからはじめよう

よく噛んで食べて睡眠リズムを整える

食べすぎや無呼吸の予防にも

「食事のときは、よく噛んで食べると健康にいい」とよくいわれます。その効果はさまざまで、むし歯や歯肉炎の予防、がんの予防、脳が活性化して記憶力や集中力がアップするなどが一般的にいわれています。そしてそれだけでなく、実は**睡眠力を高める効果**もあるのです。

噛むことは、あごのリズム運動です。このリズム運動によって増えるのが、セロトニン。それによって**意識が覚醒し、夜にはメラトニンに変わってぐっすり眠れるよう**になるのです。

噛む回数は、**ひと口につき20〜30回**がよいとされています。**これまでよく噛む習慣のなかった人は、まず10回程度からはじめてみるとよい**でしょう。よく噛めば唾液がよく出て消化吸収がよくなります。また満腹ホルモン「レプチン」が脳に情報を伝えるためには食事開始から20〜30分かかるため、ゆっくり食事をすれば満腹感が得られて、食べすぎを防止できます。

よく噛むと口周りの筋肉が鍛えられるのもメリット。**口周りの筋肉が鍛えられていないと、睡眠中に口が開いて舌がのどに落ち込みやすくなり、無呼吸の原因**になることも。噛むものはなんでも構いませんが、噛みごたえのあるものなら自然と噛む回数を増やせます。白米を食物繊維の多い玄米に変えるのもおすすめです。

よく噛んで食べるためのコツ

噛んだときにあごに少し負荷がかかるくらいの食べ物なら、自然と噛んだときのメリハリができて、しっかりセロトニンを分泌させられます。また、普段のメニューもちょっとした工夫で噛む回数を増やすことができます。

噛みごたえのある食べ物を食べる

かたいもの

アーモンドやピーナッツなどの豆類、小魚、堅焼きせんべいなど

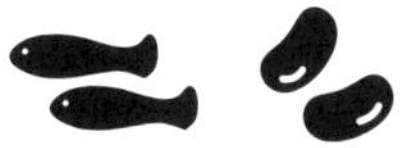

食物繊維の多いもの

玄米、ごぼう、たけのこ、きのこ、海藻など

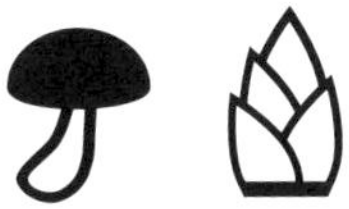

弾力性のあるもの

こんにゃく、こんぶ、切り干し大根、イカ、タコ、貝類など

噛めば噛むほど味がでるもの

ガム、スルメや干しいもなどの干物類、塩昆布など

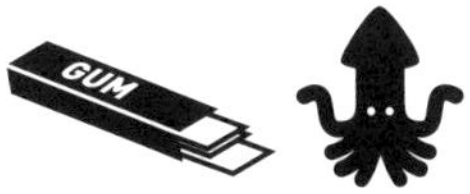

ひと口ごとに箸をおく

食べ物をひと口分、口に入れたら、いったん箸をおく。次の食べ物をすぐに口に運ばない。

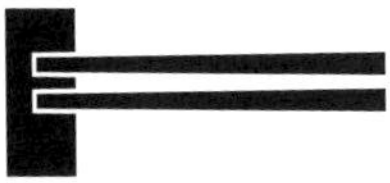

食材を大きめに切る

野菜は大きめの乱切り、肉なら厚切りなど。よく噛まないと飲みこみにくいようにする。

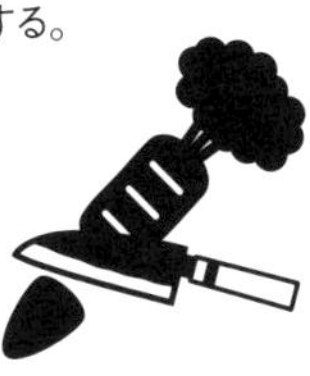

食べ物をスープや飲み物などの水分で流し込まない

食べ物を口にいれたら、飲み込むまで飲み物などを手にとらない。

体内時計を整え、体を覚醒させ、栄養もとる！

快眠に効く朝ごはんはバナナ&牛乳

栄養バランスがとれる優秀食材

夜の睡眠の準備は、その日の朝からはじまっています。大切なのは朝に体内時計の調子を整えること。具体的には、まず体温を上げましょう。私たちの体は睡眠中には体温が低く、体温が上がることで覚醒するのです。**おすすめは、起きてすぐに白湯を飲むこと。**インドの伝統的医学であるアーユルヴェーダでは、朝の白湯は胃腸の調子を整え、老廃物を流すとしています。**白湯を飲みながら朝日を浴びれば一石二鳥**です。

次は朝食です。三度の食事をとることで体内時計が整うので朝食は必ずとり、なるべく毎朝同じ時間に食べるようにしてください。また食べ物の消化・吸収の際は、摂取カロリーのうち約10％が熱エネルギーとなり、体温が上昇します。これは「食事《しょくじ》誘発性《ゆうはっせい》熱産生《ねっさんせい》」という現象で、ここでも体を覚醒させることができます。

朝食は、トリプトファンをたっぷりとれるものを。おすすめはバナナと牛乳です。**バナナはトリプトファンのほかにビタミン類もたっぷり含まれた優秀食材。牛乳はトリプトファンの含有量が多く、カルシウムやビタミンB_{12}も豊富。**このふたつで栄養バランスがとれるので、忙しいときはこれだけでもOKです。そのほか89ページの食材も参考に、お好みに合わせて朝食に取り入れてみましょう。

睡眠のための最強朝食メニュー

朝食をとる習慣のない人や忙しい人へのおすすめは、バナナ１本と牛乳200ml。これだけで睡眠の質を高められます。余裕があれば、トリプトファンの含まれる食材を使ったメニューを、脳の栄養源となる炭水化物（パン、ごはんなど）と一緒にとりましょう。

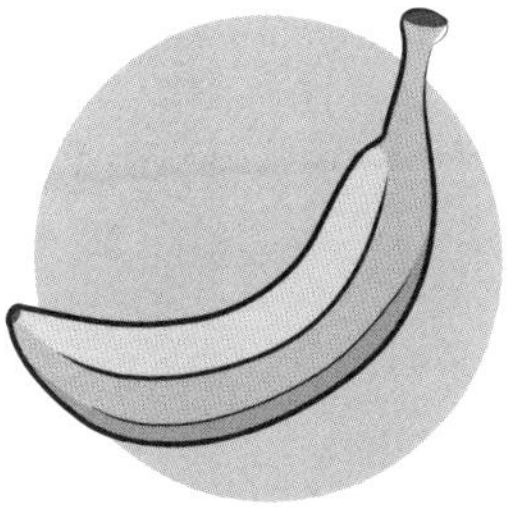

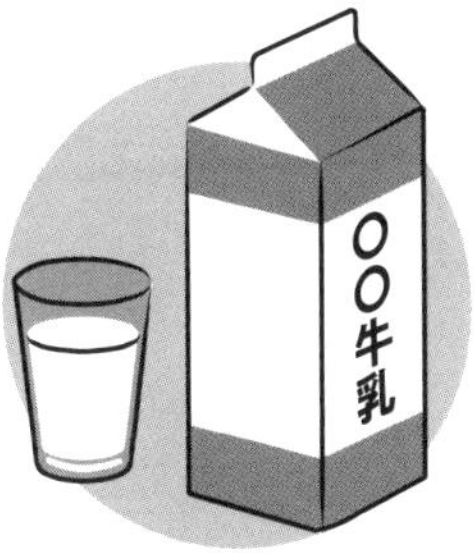

バナナ１本

セロトニンの合成に必要なトリプトファン・炭水化物・ビタミン類のすべてを含む優秀食材

牛乳 200ml

トリプトファン・カルシウム・ビタミンB_{12}と睡眠によい栄養素が豊富で、消化吸収に優れる

しっかり食べるときのおすすめ朝食メニュー

例えば和食なら……

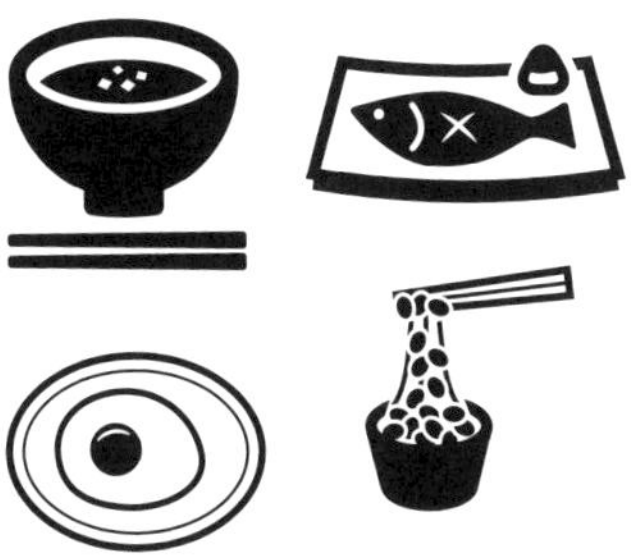

豆腐のおみそ汁、納豆、たらこや明太子、焼き魚、目玉焼きなど

例えば洋食なら……

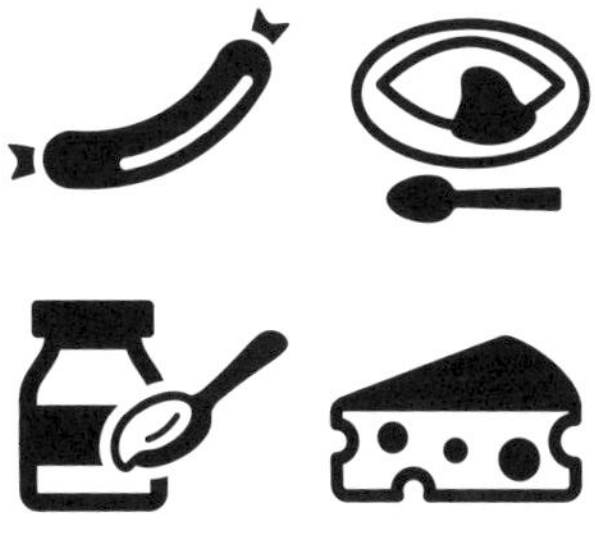

ヨーグルト、チーズ、バター、オムレツ、ソーセージなど

ワンプレートメニューは眠気・ダルさの原因

ランチは品数の多い定食スタイルで

お昼は軽くせずしっかり食べる

夜にぐっすりと眠るための**1日の食事量のバランスは、朝食：昼食：夕食で1：1：1**となるか、**朝と昼はしっかりと食べて夜は少なめ**にするのが理想です。朝食でとったカロリーを午前中に、昼食でとったカロリーを午後に消費し、夜は胃を軽くして眠ることに専念するのです。

量のほかに気をつけたいのが、**昼食は炭水化物を控えめのメニューにする**こと。これは**午後の強い眠気を防止するため**です。過剰な炭水化物（糖質）の摂取による血糖値の急な上昇・下降は、体が疲労して眠気や体のダルさにつながります。通常でも食後は満腹ホルモンの作用により一時的な眠気を感じるものですが、炭水化物をとりすぎると、この食後の眠気が強くなってしまうのです。44ページで紹介したパワーナップのように短時間の昼寝は日中のパフォーマンスを向上させますが、**強い眠気により昼に長く眠ってしまうと、夜の睡眠に悪影響**が出てしまいます。ただし14～16時のあいだに感じる眠気は、体内時計の働きによる自然なものなので、心配する必要はありません。

おすすめの昼食は、**副菜やおかずの品数の多い定食スタイル**。丼ものやカレーライスなどのワンプレートメニューは、炭水化物が多くなりがちなので避けましょう。

食べる順序で血糖値コントロール

品数の多い定食メニューなら、食事のときに食べる順序を工夫して、食後の血糖値の上昇をゆるやかにおさえることができます。早食いをせず、ゆっくりと時間をかけて食べるのも効果的です。

血糖値上昇がゆるやかになる食べる順序

1 食物繊維の豊富なおかず

サラダ、煮物、野菜の多い副菜など

→

2 タンパク質中心のおかず

肉料理、魚料理など

→

3 炭水化物

ごはん、麺類など

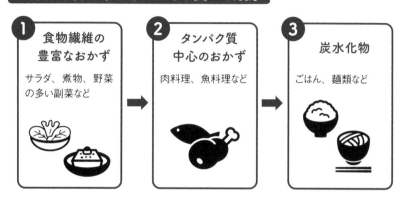

ごはんから食べたとき・野菜から食べたときの血糖値上昇比較

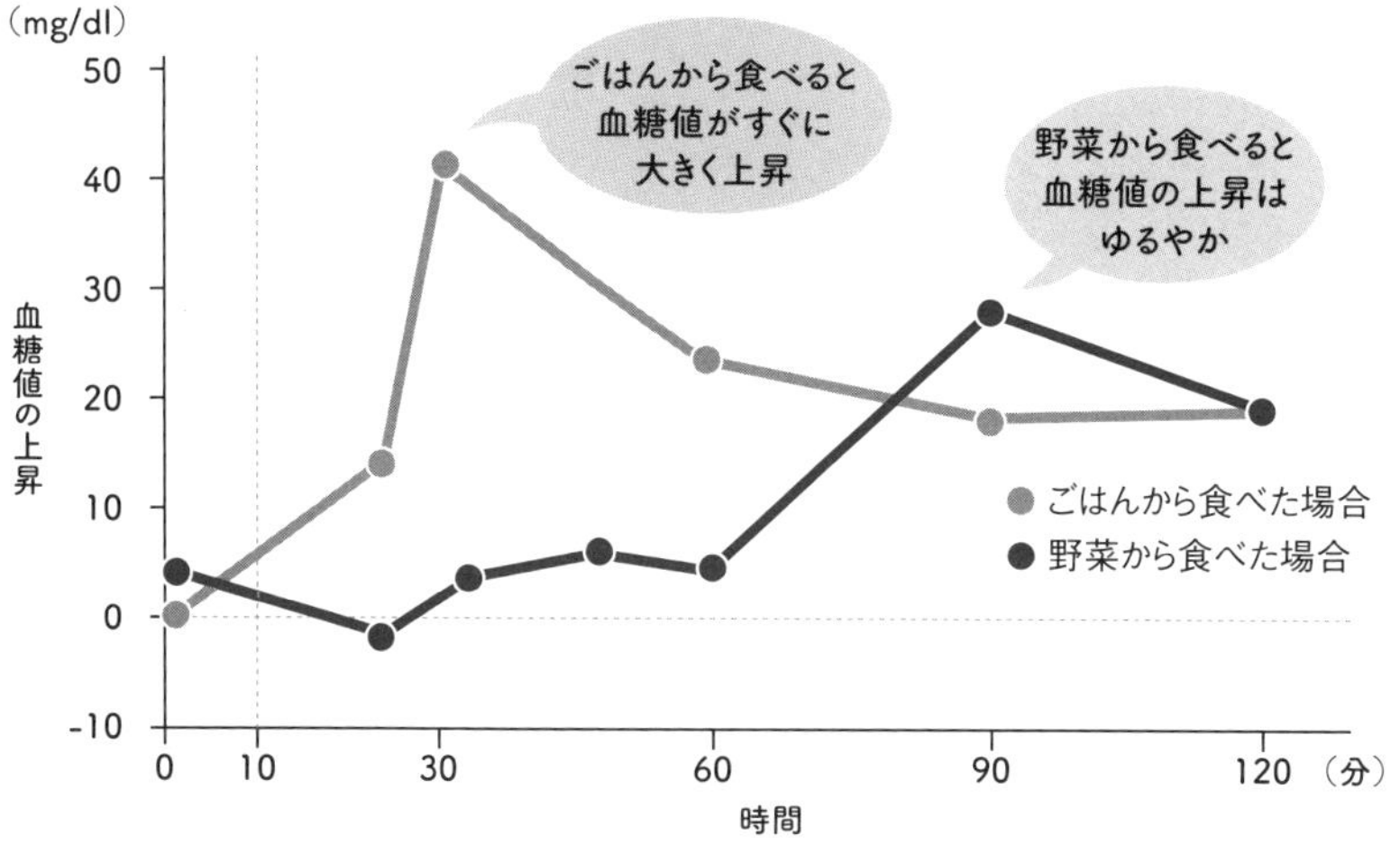

ごはんから食べると血糖値がすぐに大きく上昇

摂取順序と食後血糖値についての研究（2010年城西大学・金本郁夫教授）

少なめの晩ごはんを毎日同じ時間に
夕食は寝る3時間前までに食べ終える

食後すぐに寝るのはNG

私たちの体は食事をとると自然と眠くなりますが、**食べてすぐに眠ってはいけません。**食後すぐに訪れる眠気は満腹ホルモン「レプチン」の作用によるもので、**胃腸は消化のために動いているため、浅い眠りにしかならない**のです。**もっとも眠りやすいのは、胃のなかで食べたものの消化が終わっている状態のとき。**食事のあとの胃腸の働きが落ち着くまでには約3時間かかるため、**就寝時間の3時間前には食べ終わって**おきましょう。なるべく**毎日同じ時間に食べる**ようにすると、体内リズムも整います。

夕食の量は1日の摂取カロリーの1／3ほどにとどめましょう。これは92ページでご紹介したとおり、食事を消化するときの「食事誘発性熱産生」で体温が上がり、体が覚醒するため。夕食の量を控えめにすれば体温上昇が長く続かず、スムーズに眠りの準備に入ることができます。2020年の厚生労働省の基準による健康な成人の1日に必要なカロリーは、男性で約2700kcal、女性で約2000kcalとされています。小腹が空いて眠れないと感じるときは、すぐに食べず5分ほど様子を見てください。気を紛らわせれば眠れる場合もあります。どうしても食べる必要があるなら、水や野菜、または消化のよいものを少しだけに。

基本の夕食&時間が遅い日は「分食」を

夕食から寝るまでに、どうしても3時間の余裕がとれない日もあるかと思います。そんなときには1度の食事を2回に分ける「分食」をしてみましょう。深夜の食事による胃の負担を減らすことで、睡眠への悪影響を避けられます。

基本の夕食のルール

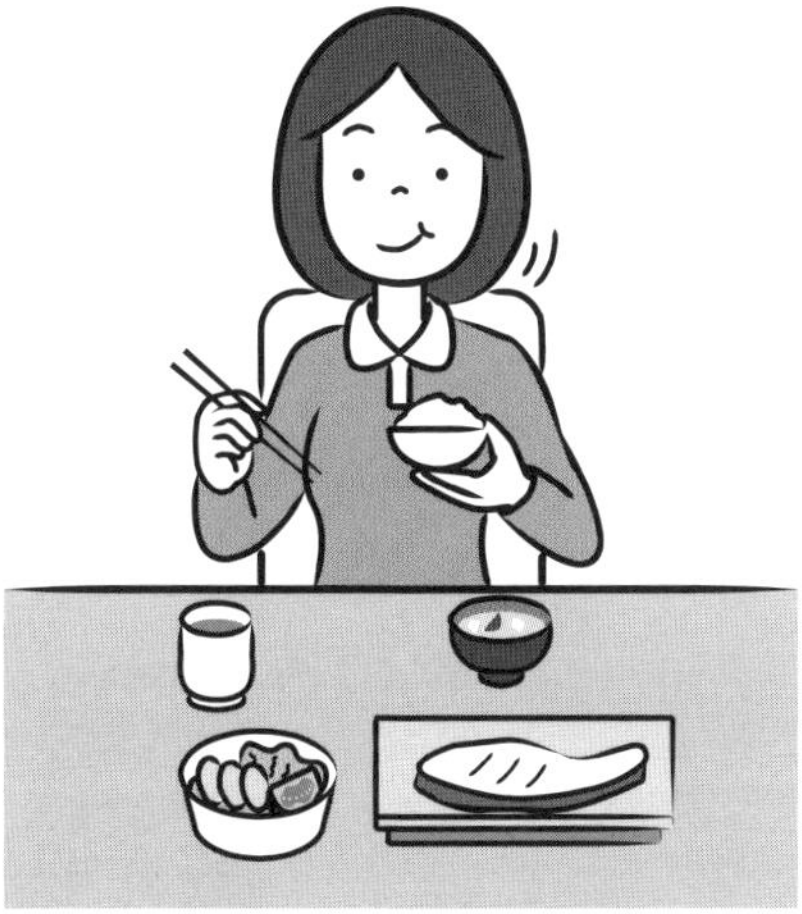

夕食

・寝る3時間前まで
・なるべく毎日同じ時刻に
・1日の摂取カロリーの1／3量
（目安：成人男性で約900kcal、成人女性で約660kcal）

夜、遅くなるときは2回に分ける!

分食のおすすめ例

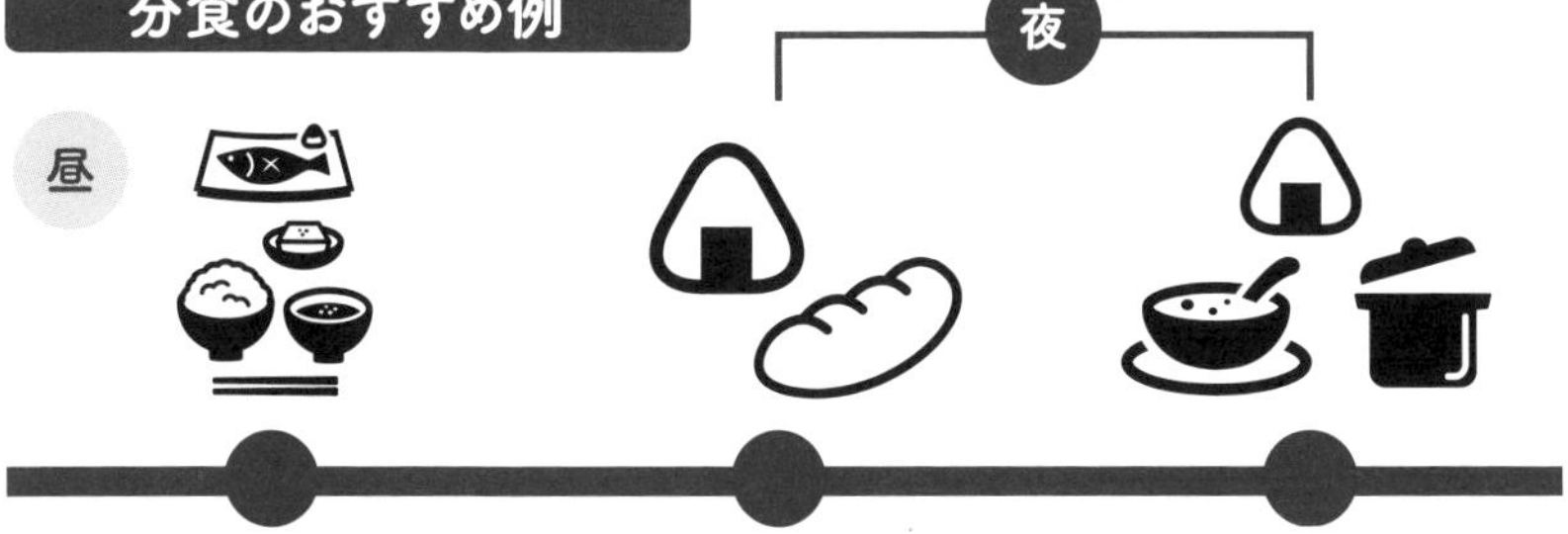

12時
肉や魚、野菜がバランスよくとれる定食メニュー

18～19時
コンビニおにぎりやパンなどの軽食

22～23時
軽食だけでは足りない栄養素を補給
自炊がおっくうなときはコンビニおでんやカップスープなど消化のいいものをセレクトする

深部体温を下げ、消化によく、ギャバを含む
自然と寝つける晩ごはんメニュー

忙しく働いているために脳や体が休まらず、睡眠が浅くなるのです。夕食はフルーツや野菜、消化のよい炭水化物などをメインにして、タンパク質や脂肪分は控えるのが快眠のコツです。

眠りが不調なときは、睡眠によい栄養素もメニューに加えましょう。特にグリシンやメラトニン、食後2時間ほどあとからリラックス効果が期待できるギャバは、夕食にとるのが効果的。グリシンはエビやホタテなどの魚介類に、メラトニンは穀類や葉野菜などに、ギャバは雑穀や漬物などに含まれています。とりわけ**メラトニンとギャバのどちらも豊富に含むトマトは、体を冷やす効果もあるため、夕食に最適。ぜひ冷やしトマトにして**食べてみてください。

夕食には冷やしトマトを！

夕食を食べたあと体が自然と眠る準備に入るためには、深部体温を下げてくれる食材が最適です。48ページでお伝えしたように、深部体温の低下は自然な眠気をもたらすのです。

体を冷やす食材は、**トマトやキュウリなどの夏野菜**や、**バナナやキウイ、パイナップル、マンゴーなどの南国フルーツ。飲み物では、緑茶や白ワイン、牛乳**などです。ただし食べすぎてお腹を冷やさないよう気をつけましょう。

消化によい食べ物をとるのも大切。眠るときに食べ物の消化が終わっていないと、胃や腸が

睡眠力がアップする夕食食材

体温を下げる性質のある食材は、夏が旬のもの、南国で採れるもの、葉物野菜、水分量の多いものに多くみられます。また、白砂糖、豆腐、こんにゃくなども体を冷やしてくれます。冷たい料理や冷えた飲み物も効果があります。

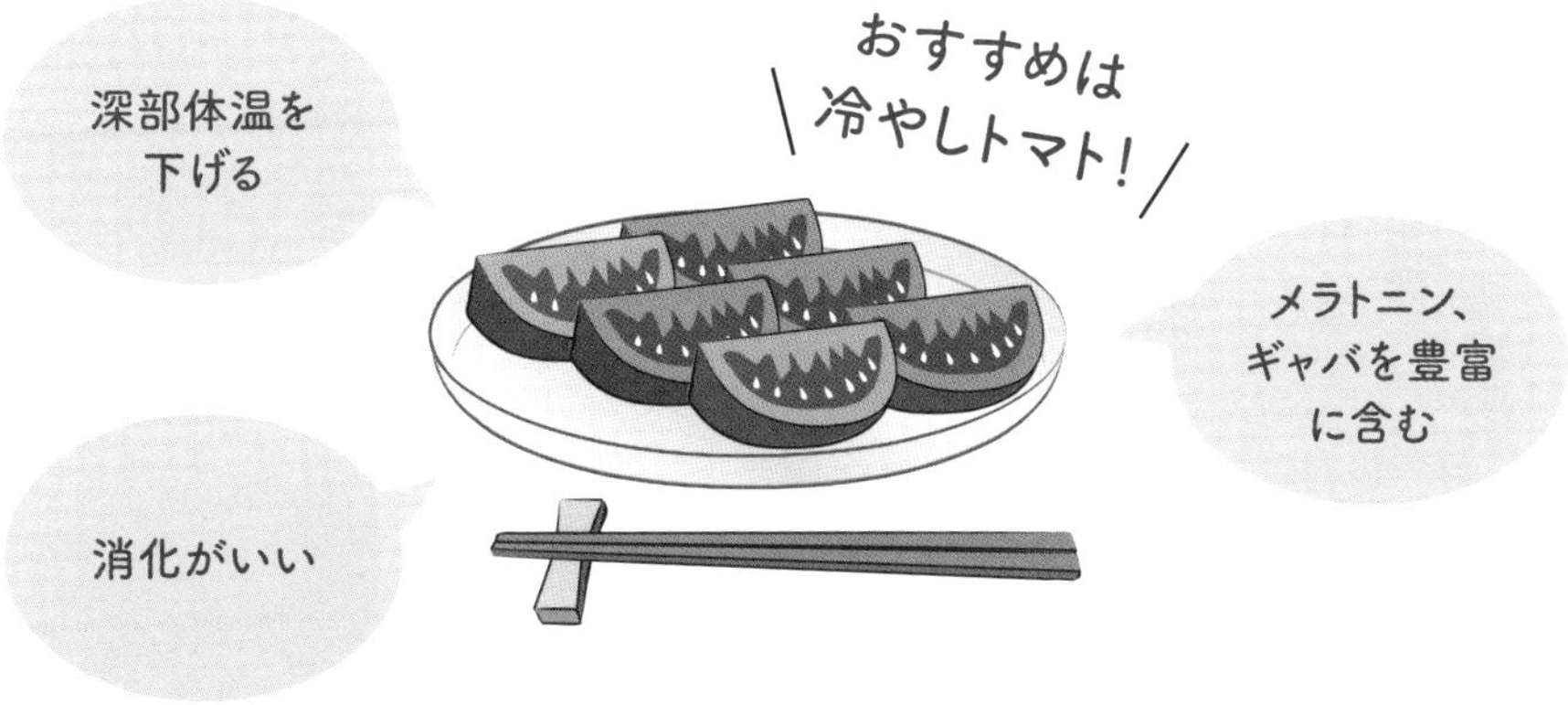
おすすめは
冷やしトマト!
深部体温を
下げる
メラトニン、
ギャバを豊富
に含む
消化がいい

体を冷やす効果のある代表的な食材

野菜

トマト、キュウリ、ナス、ピーマン、オクラ、レタス、キャベツ、白菜、ほうれん草、小松菜、ゴーヤ、セロリ、もやし、オクラなど

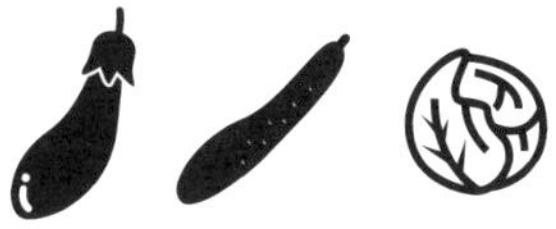

フルーツ

バナナ、パイナップル、マンゴー、スイカ、みかん、レモン、グレープフルーツ、キウイ、メロン、梨など

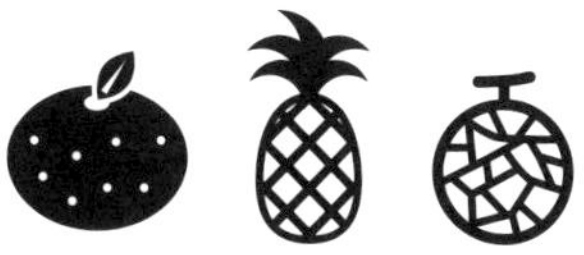

そのほか

食べ物：うどん、白砂糖、豆腐、酢、マヨネーズなど
飲み物：牛乳、緑茶、コーヒー、白ワイン、ビールなど

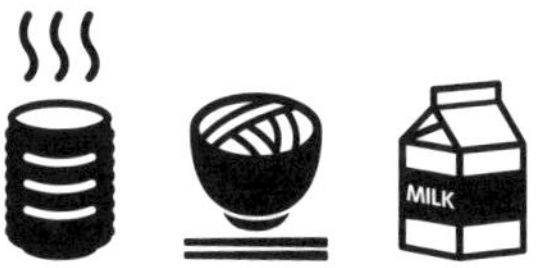

睡眠の質が下がり、生活習慣病リスクも
夕食時の糖質のとりすぎには要注意

食べすぎNG、夕食抜きもNG

夕食メニューについては98ページで、食べ方については96ページで紹介しましたが、もうひとつ気をつけたいことがあります。それは、**夕食時の糖質のとりすぎ**。食事で糖質をとると血糖値があがりますが、過剰な糖質をとると急な血糖値の上昇・下降が起こって体が疲れたり、糖質分解のためにビタミンが大量に消費されたりするため、睡眠の質が低下してしまいます。

さらに**糖質のとりすぎは、糖尿病、高血圧、脂質異常症などの生活習慣病**につながります。**不眠と生活習慣病は、片方が発症すればもう片方も発症しやすくなる**関係。例えば**糖尿病患者はそうでない人に比べて約2倍不眠になりやすく**、不眠症患者は血糖値を上昇させるホルモン「糖質コルチコイド」が過剰に分泌され**糖尿病のリスクが約2倍に増えてしまう**のです。

ただし、糖質のとりすぎを気にするあまり、夕食を抜いてしまうのは逆効果です。これは、空腹時には睡眠と覚醒を切りかえる役割を持つ脳内物質「オレキシン」が活性化し、脳を覚醒させるため。同時に睡眠中枢も抑制されるため、うまく眠れなくなってしまいます。さらに交感神経の活動も活性化し、体温も上がって、食欲が増します。つまり、目が冴えて眠れなくなるうえに、もっと食べたくなってしまうのです。

睡眠と糖尿病のコワ〜イ関係

睡眠時間と糖尿病には密接な関係があります。不眠症の人にかぎらず健康な人でも、仕事や勉強などのために睡眠時間を削っていれば発症リスクが高まってしまうのです。また、糖尿病になると余計に眠りにくくなり、悪循環に陥ってしまいます。

睡眠時間と糖尿病の発症リスク

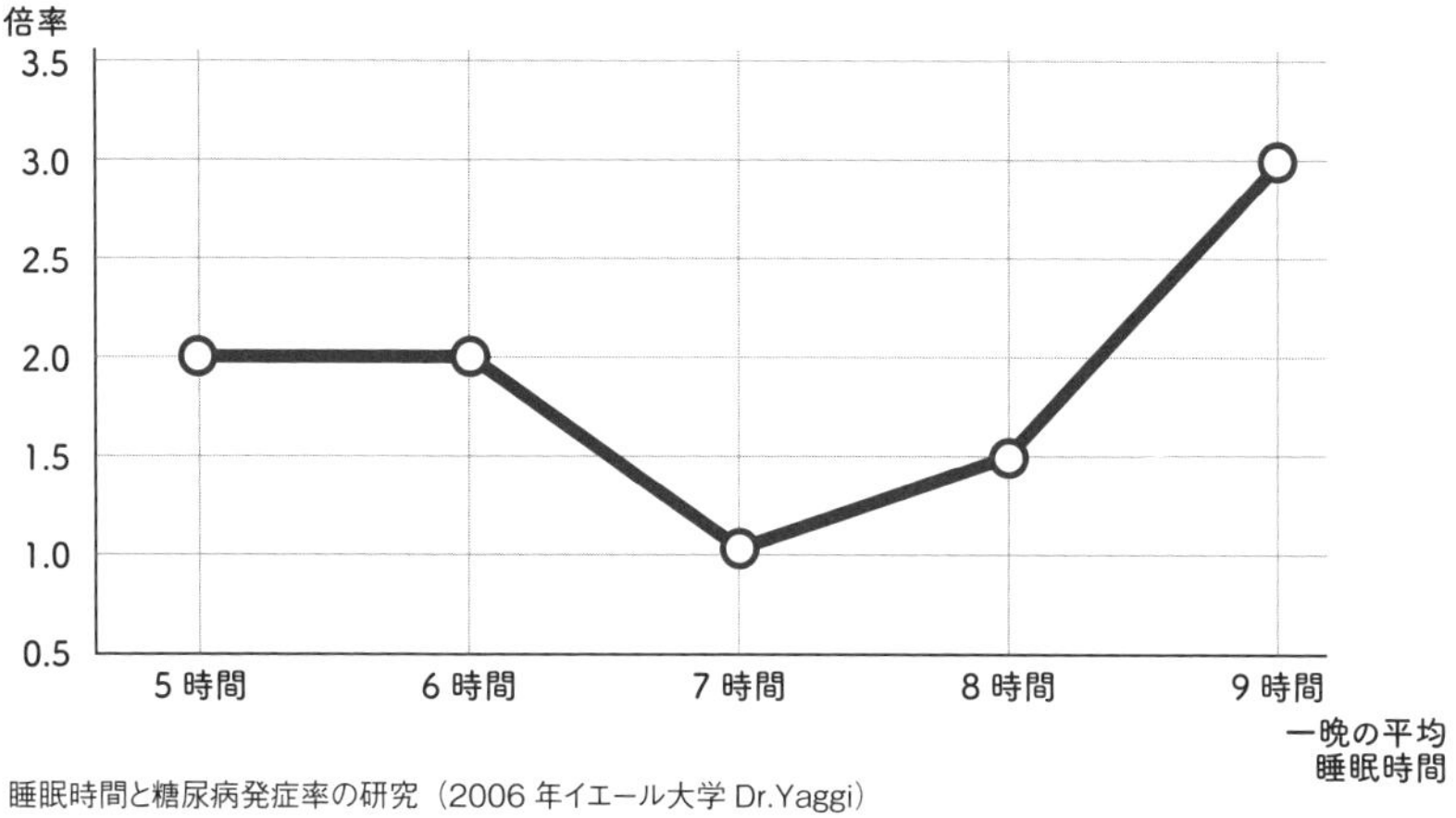

睡眠時間と糖尿病発症率の研究（2006 年イエール大学 Dr.Yaggi）

不眠と糖尿病の負のスパイラル

お互いに悪影響を与えあってズルズルと悪化してしまう

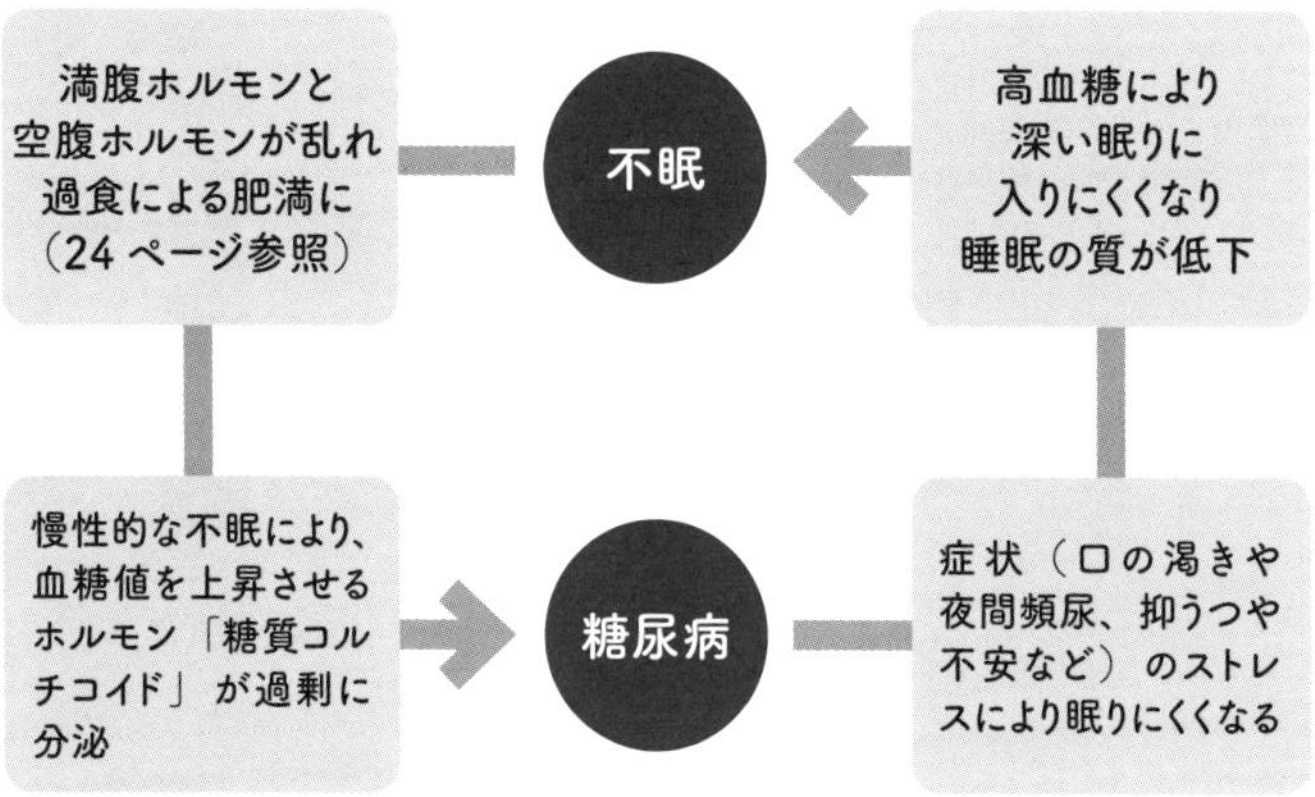

寝る前のコーヒーは体内時計をくるわせる

夕食のあとはカフェインレス飲料を

一杯のコーヒーが翌朝まで影響

カフェインに覚醒効果があることはよく知られています。**カフェインは睡眠物質であるアデノシンをブロックすることで、眠気を感じにくくし、意識を覚醒させる**のです。カフェインの覚醒効果が出てくるのは、飲んでから早くて15分後。条件にもよりますが、30分~1時間後に効果が最大になり、そのあとはだんだん薄れていきます。一般的に**効果が半減するまでに2時間半~4時間半、若い人なら1~2時間、高齢者なら4~5時間**かかります。

カフェインの効果が表れているときは、寝つきが悪くなり、眠りも浅くなります。米コロラド大学ボルダー校の研究グループによる、カフェインと体内時計についての実験によると、就寝の3時間前に200㎎のカフェインをとると、とらなかったときに比べ、暗い部屋にいた場合は約40分、明るい部屋にいた場合は約105分も体内時計が遅れることがわかりました。つまり**夜のコーヒーは、睡眠の質や翌朝の寝起きまで悪くする**のです。

そのため、**夜のカフェイン摂取はNG。カフェインのない飲み物にしましょう。特におすすめはホットミルク**。カルシウムが気持ちを落ち着かせてくれますし、温かい飲み物は全身の血行をよくして眠りやすくしてくれます。

カフェイン飲料と睡眠への影響

カフェインはコーヒーのほか、紅茶や緑茶の茶葉やカカオ豆などに含まれており、コーラなどの清涼飲料水にも入っています。またカフェインレスコーヒーのカフェインは、ゼロではなく元の量の3%ほど残っている場合が多いのでご注意を。

カフェインの含まれる主な飲み物（100mg中）

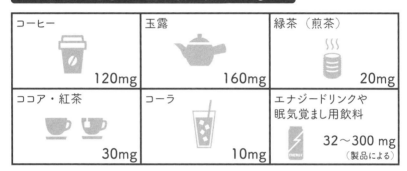

コーヒー 120mg	玉露 160mg	緑茶（煎茶） 20mg
ココア・紅茶 30mg	コーラ 10mg	エナジードリンクや眠気覚まし用飲料 32〜300 mg（製品による）

出典／日本食品標準成分表2020年版（八訂）

カフェインによる体内時計の影響

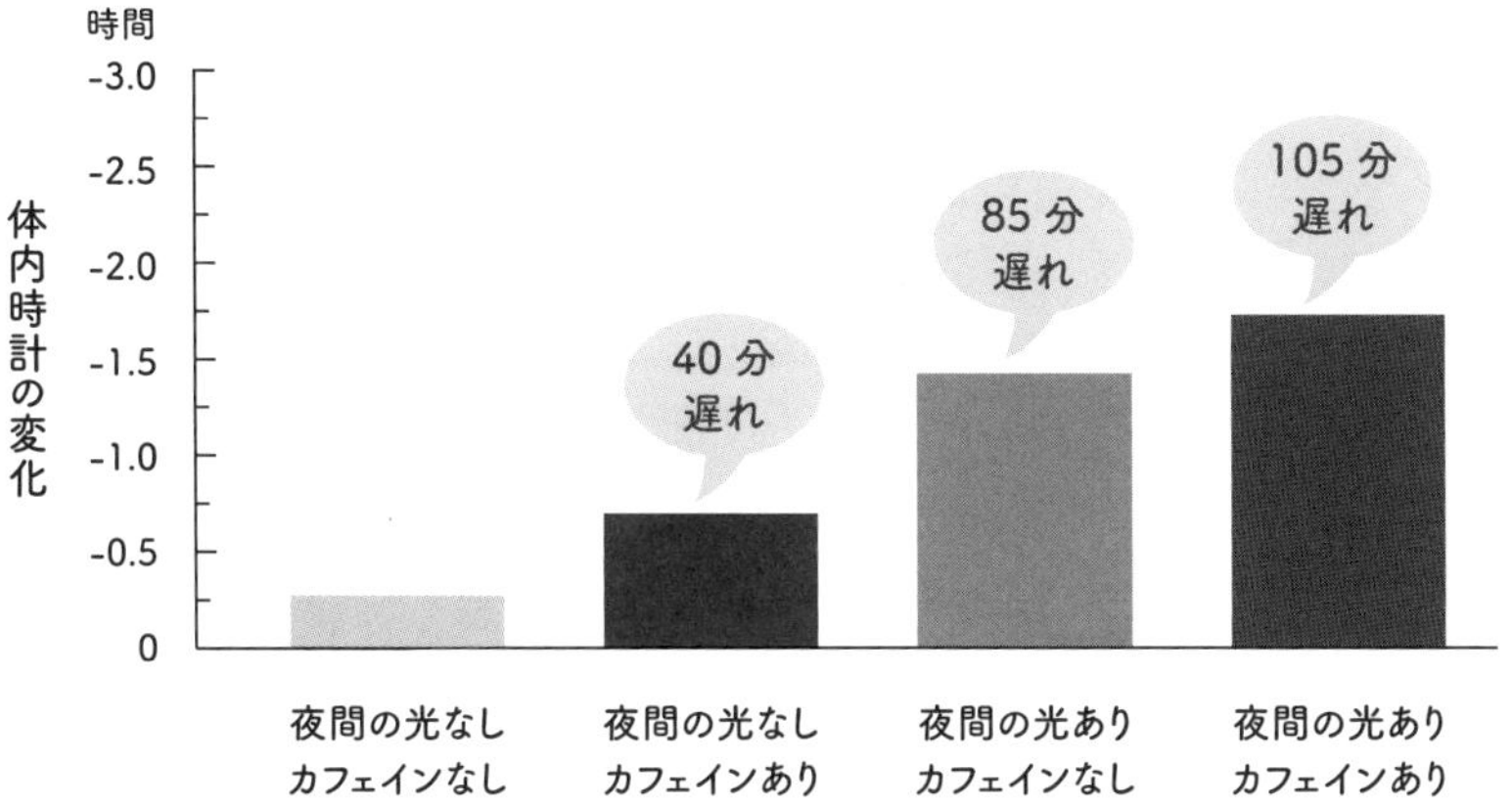

出典／カフェインと体内時計についての実験（2015年コロラド大学）

アルコールを飲むのは寝る3時間前までに

寝酒NG！　少量のお酒を晩酌で楽しむ

酔って眠ると睡眠が浅くなる

日本人は寝酒を好む傾向があります。欧米やアジアの10カ国を比較した調査でも、日本は3割の人が不眠のときにアルコールを飲むという答えで、ダントツ。しかしアルコールで眠るというのは、脳の睡眠機能が働いているのではなく、脳に麻酔がかかっている状態。自然な眠りではなく、睡眠の質は下がっているのです。

アルコールを飲むと、寝つきがよくなります。これはアルコールが脳のなかで神経を興奮させるグルタミン酸をおさえ、ギャバ受容体に結合することで眠気を誘うため。ただしアルコールは体内で分解されると、アセトアルデヒドという物質ができます。**アセトアルデヒドは睡眠を浅くさせるうえに、体にたまってくると辛くて寝ていられなくなる**のです。

また、アルコールは抗利尿ホルモンであるバソプレッシンの分泌をおさえる作用があります。そうすると**眠っているあいだでもトイレに行きたくなり、目が覚めてしまう**のです。

お酒のデメリットを避けるには、量と飲み方が大切。飲むのは眠りにつく3時間前までに控えましょう。量は個人差もありますが、**健康な成人男性なら、日本酒なら1合、ビールなら500㎖、ワインならグラス2杯ほどまでに。**女性や高齢者ならその半分ほどが目安です。

アルコールで睡眠の質が下がる理由

お酒はうまく飲めばストレス解消やリラックスに役立ちます。就寝までにアルコールの分解が進むよう調整して楽しみましょう。できれば夕食の晩酌として飲むのがおすすめ。また、週１～２日は休肝日をもうけるようにしてください。

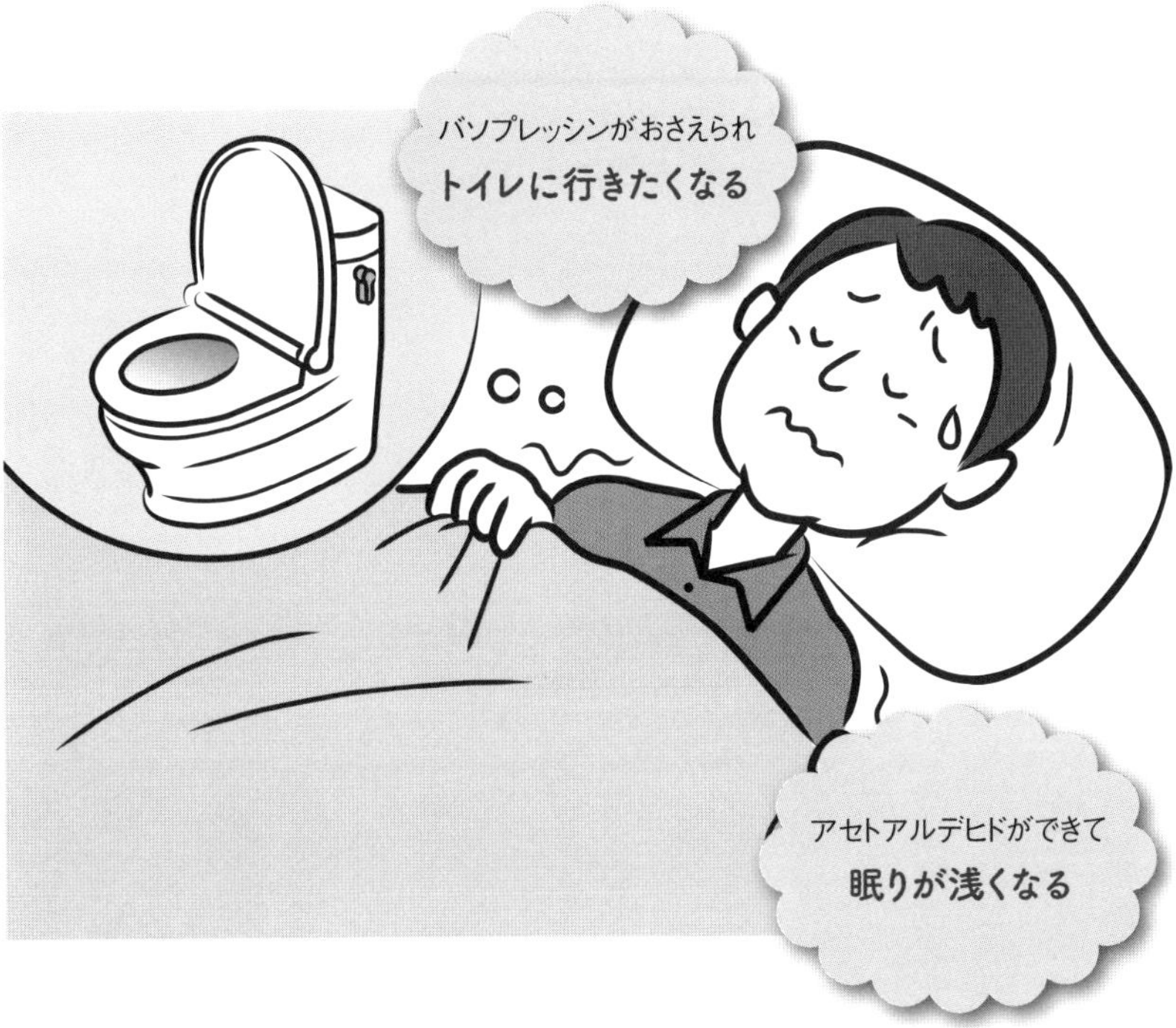
バソプレッシンがおさえられ
トイレに行きたくなる
アセトアルデヒドができて
眠りが浅くなる

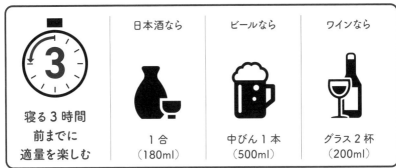

寝る３時間前までに適量を楽しむ	日本酒なら	ビールなら	ワインなら
	１合（180ml）	中びん１本（500ml）	グラス２杯（200ml）

知っておくべき睡眠薬の種類

分類	種類	薬の例
ギャバの働きを強める薬	ベンゾジアゼピン系睡眠薬（副作用が出やすく、やめにくい）	一般名トリアゾラム（商品名ハルシオンなど）
ギャバの働きを強める薬	非ベンゾジアゼピン系睡眠薬（副作用が出にくく、やめやすい）	一般名エスゾピクロン（商品名ルネスタなど）
副作用が出にくく、やめやすい	メラトニン受容体作動薬	一般名ラメルテオン（商品名ロゼレムなど）
副作用が出にくく、やめやすい	オレキシン受容体拮抗薬	一般名 スボレキサント（商品名ベルソムラ） レンボレキサント（商品名デエビゴ）

ZZZ

睡眠薬は大きく3タイプ 眠くなる仕組みがそれぞれ異なる

睡眠薬は、体内で作用するメカニズムの違いによって大きく3つのタイプがあります。

ひとつめが脳内物質「ギャバ（GABA）」の働きを強めて気分を落ち着かせ、眠気を誘うもの。「**ベンゾジアゼピン系睡眠薬**」「**非ベンゾジアゼピン系睡眠薬**」の2種類があり、睡眠障害の治療で現在もっともよく用いられています。ふたつめは睡眠ホルモン「メラトニン」を模倣して増やすことで眠気をもたらす「**メラトニン受容体作動薬**」。3つめは脳を覚醒させる物質「オレキシン」の働きを妨げる「**オレキシン受容体拮抗薬**」です。

最適な睡眠薬のタイプは、症状や年齢によって違ってきます。**服用の際は、必ず医師の指示にしたがって**ください。

Part 4

今までの意識を変える快眠の新常識

よりよい眠りを手に入れる！

たっぷり寝なきゃいけないという固定観念にがんじがらめになり、不安で眠れなくなっている人も多いことでしょう。「眠れないときは寝なくていい！」「眠りが浅いときは睡眠時間を減らす！」「二度寝で心身のストレスに強くなる！」など、目からウロコの新常識をお教えします。

30分眠れなければ布団から出てリラックス

眠くないときは無理に眠らなくていい

どうも寝つきが悪かったり、夜中にトイレに起きたらそのまま目が冴えてしまったりという日もあるかと思います。そんなときに、**無理にでも眠ろうとベッドのなかで頑張ってしまうのは時間の無駄。眠れないときは、就寝時間をそのぶん遅くするの**が質のよい睡眠のコツです。

ベッドへ入るのは、眠気を感じてからでOK。時間ではなく、自分の感覚を基準にするのです。**ベッドへ入ってから30分以上も眠気が訪れなければ、思い切って起きましょう**。というのも、無理をして眠ろうとすれば、眠らなくてはならないという気持ちがストレスや緊張になってしまうから。そうなると交感神経が優位になって、余計に寝つけなくなってしまいます。

ベッドから出たら、別の部屋で好きな音楽を聴いたり軽い読書をしたりと、リラックスしてすごしましょう。ストレッチなど軽い運動をしてもOK。このとき、テレビやスマホを見るのはNGです。ベッドに入るタイミングは、あくびが2～3回重なる頃。ベッドへ入ってもまた寝つけなければ、同じように繰り返します。

朝は予定どおりに起きる

朝は、眠れても眠れていなくても普段どおりの時間に起きましょう。**毎日同じ時間に起きるのが理想**です。その日は日中に眠くても仮眠せずに頑張れば、夜にはぐっすりと眠れます。

眠れない夜のすごし方

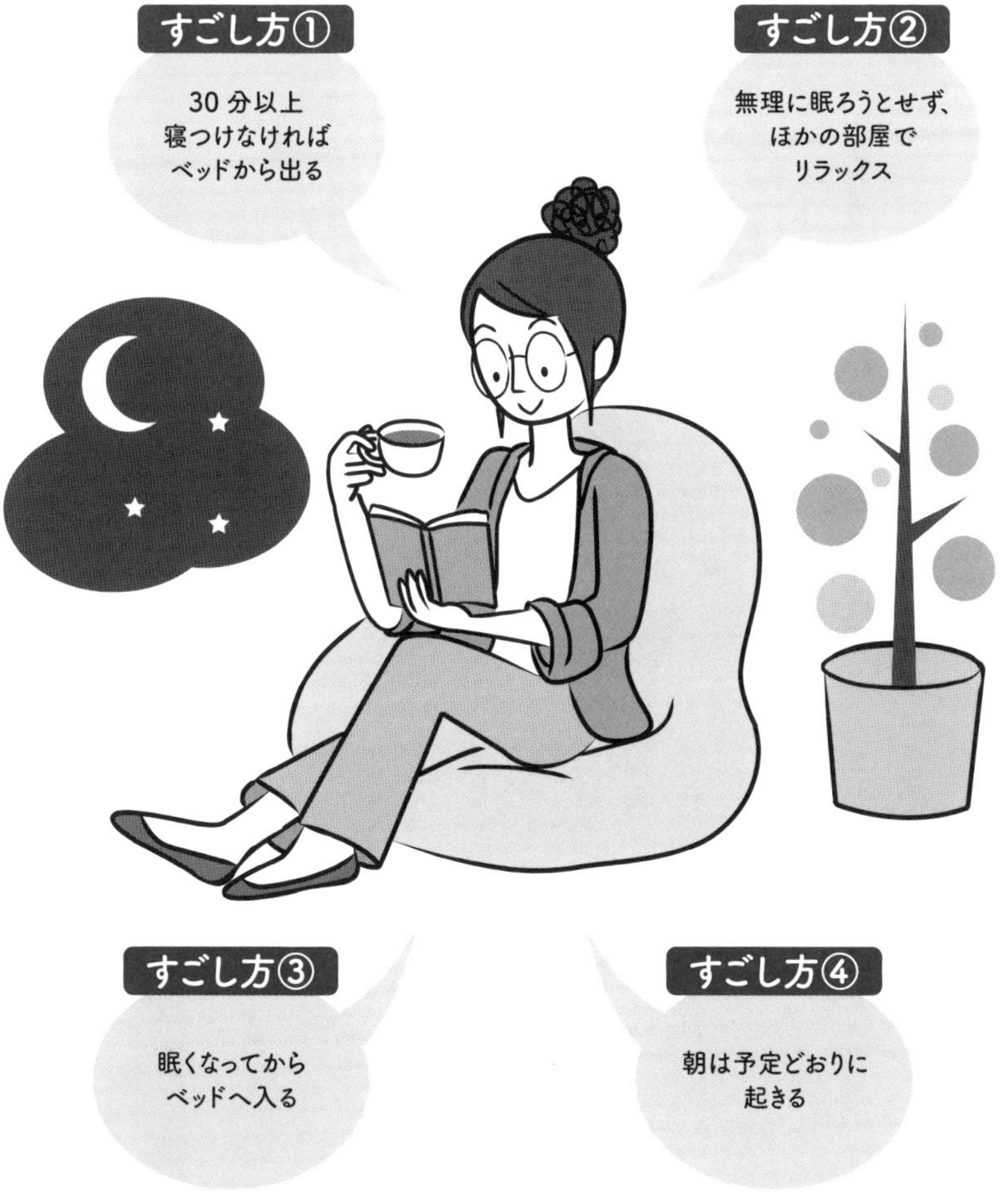
すごし方①
30 分以上
寝つけなければ
ベッドから出る
すごし方②
無理に眠ろうとせず、
ほかの部屋で
リラックス
すごし方③
眠くなってから
ベッドへ入る
すごし方④
朝は予定どおりに
起きる

睡眠時間と床上時間

就寝から起床までの、寝床の上にいる時間のことを「床上時間」と言います。睡眠時間が床上時間の9割以上になるのが、良質な睡眠の理想のバランス。例えば睡眠時間が 7 時間半（450 分）であれば、床上時間は 500 分程度を目標にしましょう。

感謝や幸福感、安眠イメージで快眠できる

イメージの力を借りてスムーズに眠る

想像力と呼吸法で睡眠力アップ

イメージや想像力は、快眠に効果的なツール。**心地よくリラックスしたイメージを思い描いたり、雑念を手放して安心や安眠のイメージを感じたり、単調なイメージで脳を退屈させたりすることで、眠りやすさがアップ**します。

例えば眠る前に、**よかったことやうれしかったことを思い出す**など。体の力が抜けていくイメージも、体の緊張をとくのに役立ちます。快眠のイメージツールはSNSなどでもたくさん見つけられるので、自分にあったものを見つけましょう。ただしスマホは寝る1時間前までに。また考えすぎると意識が覚醒してしまうので、リラックスして思い浮かべる程度にとどめましょう。

何も考えない時間を作るのも効果的です。おすすめは、**呼吸に集中し、雑念を手放す方法**。58ページで紹介した腹式呼吸と合わせたり、お好みの呼吸法と組み合わせても構いません。呼吸法によるリラックスは、自律神経を整える効果もあって一石二鳥です。

また、感謝を口にしたり感じたりすると、脳波にα波が増えて眠りやすくなります。同時にセロトニンも分泌されるため、**日中からたくさん感謝を告げていれば、夜にはメラトニンが増えてぐっすり眠れます。**

「モノトナスの法則」でぐっすり！

「モノトナス」とは単調な状態のこと。脳を単調な刺激で退屈させることで、脳が考えることをやめ、入眠モードに入ることを「モノトナスの法則」と言います。ぼうっと電車の車窓を眺めたり、静かな動画を見たりしていると眠くなるのはこのためです。

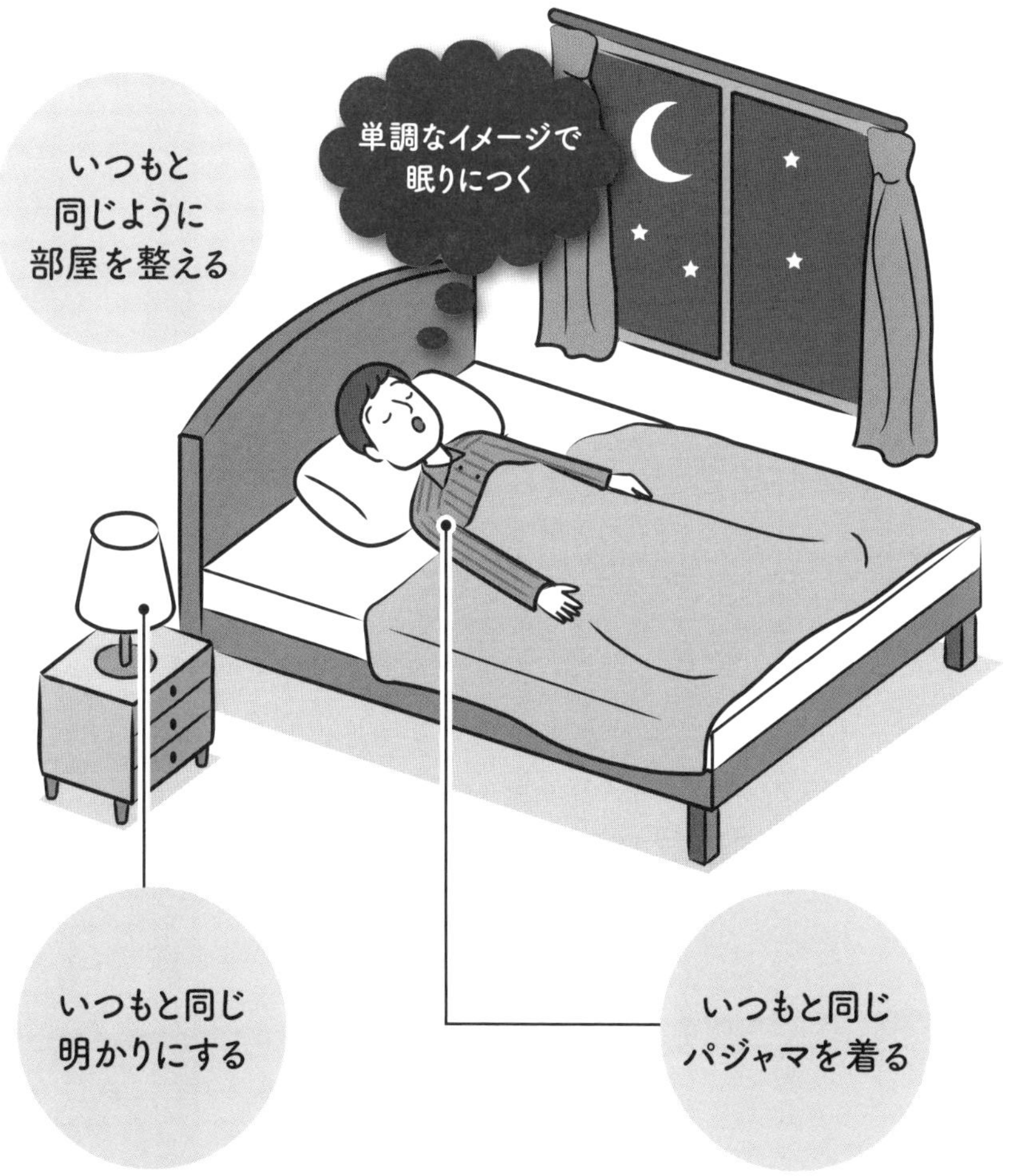
いつもと
同じように
部屋を整える
単調なイメージで
眠りにつく
いつもと同じ
明かりにする
いつもと同じ
パジャマを着る

考えすぎて眠れなければ考えるのをやめる
悩むより〝寝逃げ〟して問題を解決！

寝逃げによる「追想法」

ベッドに入ったものの、日中の問題や悩み事、不安な感情などが浮かんできてしまい、気持ちが高ぶって眠れなくなることがあります。そんなときの一番の対策は、**考えることをやめること**。いわゆる**「寝逃げ」**をするのです。

寝逃げは現実逃避とは違う、れっきとした問題解決の手段です。というのも18ページでお伝えしたように、**私たちが眠っているあいだ、脳のなかでは日中の記憶や情報の整理が行われているから**。特に問題が大きなときほど、脳内で古い記憶が新しい情報と結びつくことで、解決

法やアイデアが浮かびやすくなります。**寝逃げによって新しいアイデアを生み出す手法は「追想法（レミニセンス）」と呼ばれ、かのエジソンも実践していた**といわれています。

寝逃げのコツは、**「眠らなくちゃ」と思わないこと**。そして**問題を整理しておくこと**です。**ノートに問題を書き出す**などの方法で情報を整理しておけば、より新しいアイデアが浮かびやすくなります。不安や落ち着かない気持ちがあるときには、翌日の朝の準備をすませておく、**翌日の予定ややることをメモしておく**なども効果があります。「あとは起きてからこのメモを見ればいい」と思うことで、安心して考え事を手放し、眠りにつきやすくなるのです。

上手な寝逃げ「追想法」のやり方

追想法とは、眠る前に課題について考えておくことで、睡眠中に脳のなかで記憶や情報の整理が行われ、起きたときに解決方法や新しいアイデアが生まれること。安心してぐっすり眠ることで誰でも実践できます。

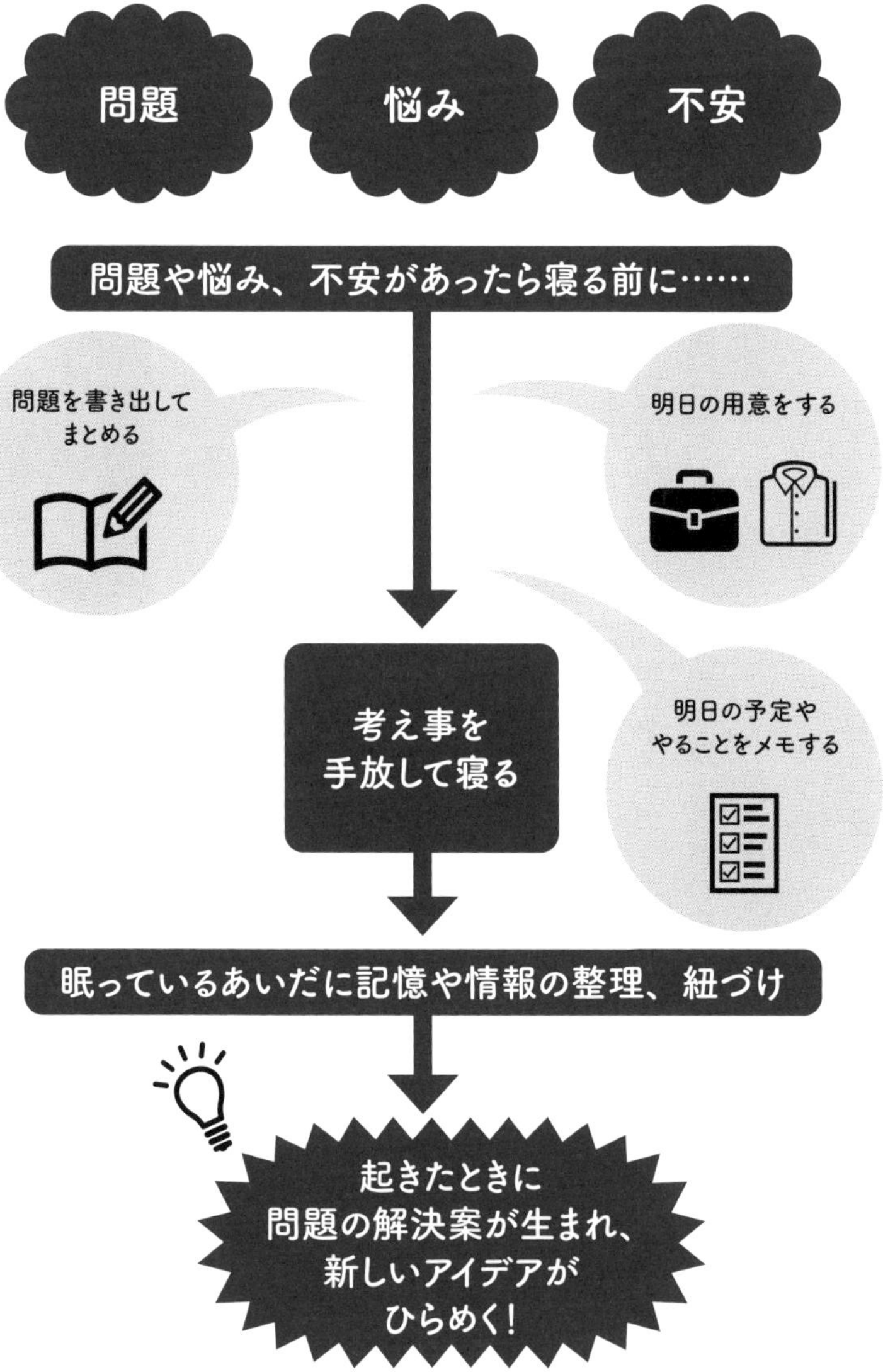

「何時に起きる」と決めた時間に目が覚める

自己覚醒能力を使ってスッキリ起床！

起きたい時間に起きられる能力

110ページでは夜にイメージの力で眠りやすくなる方法をお伝えしましたが、朝もイメージの力で目覚めやすくすることができます。人間の1／3～半数の人が持っているといわれる**「自己覚醒能力」**を使います。

自己覚醒能力とは、何時に起きるという意思を持って眠ることで、それに近い時間に自然と目を覚ますこと。これについて、体に目覚めの準備をさせる副腎皮質刺激ホルモンの変化を比較した実験があります。それによると、意思を持たずに眠って強制的に起こされた場合、睡眠中のホルモン分泌に変化はなく、起床してから分泌されました。それに比べて意思を持って眠った場合は、睡眠中の脳内で起床予定時間の1時間ほど前からホルモンの分泌が増えたのです。つまり眠る前の本人の意思によって、睡眠中の体が時刻に合わせて起きる準備をはじめたのです。

自己覚醒は年齢が上がるほどできる人が増えます。これは規則正しい生活や経験のためと考えられるので、**今はできない人でも、生活改善や練習を重ねればできるようになる**とされています。自己覚醒は強制的に起こされた場合に比べて**スッキリと目覚めることができ、そのあとの眠気も少なく、日中の集中力やパフォーマンスが向上する**こともわかっています。

自己覚醒法のやり方

自己覚醒法は、「起きる時間を強く思い描いて眠る」だけでOK。目覚まし時計のように時間ジャストとまではいきませんが、前後15分ほどの差で自発的に目覚められます。この精度を高めるのにおすすめの方法をご紹介します。

自己覚醒法の精度を上げるコツ

コツ①

起きる時間の数字を数えながら、同じ回数だけ枕を叩く

「朝起きるためのおまじない」として知られている方法。自己暗示を記憶中枢へ刻み込む作業として、高い効果がある。

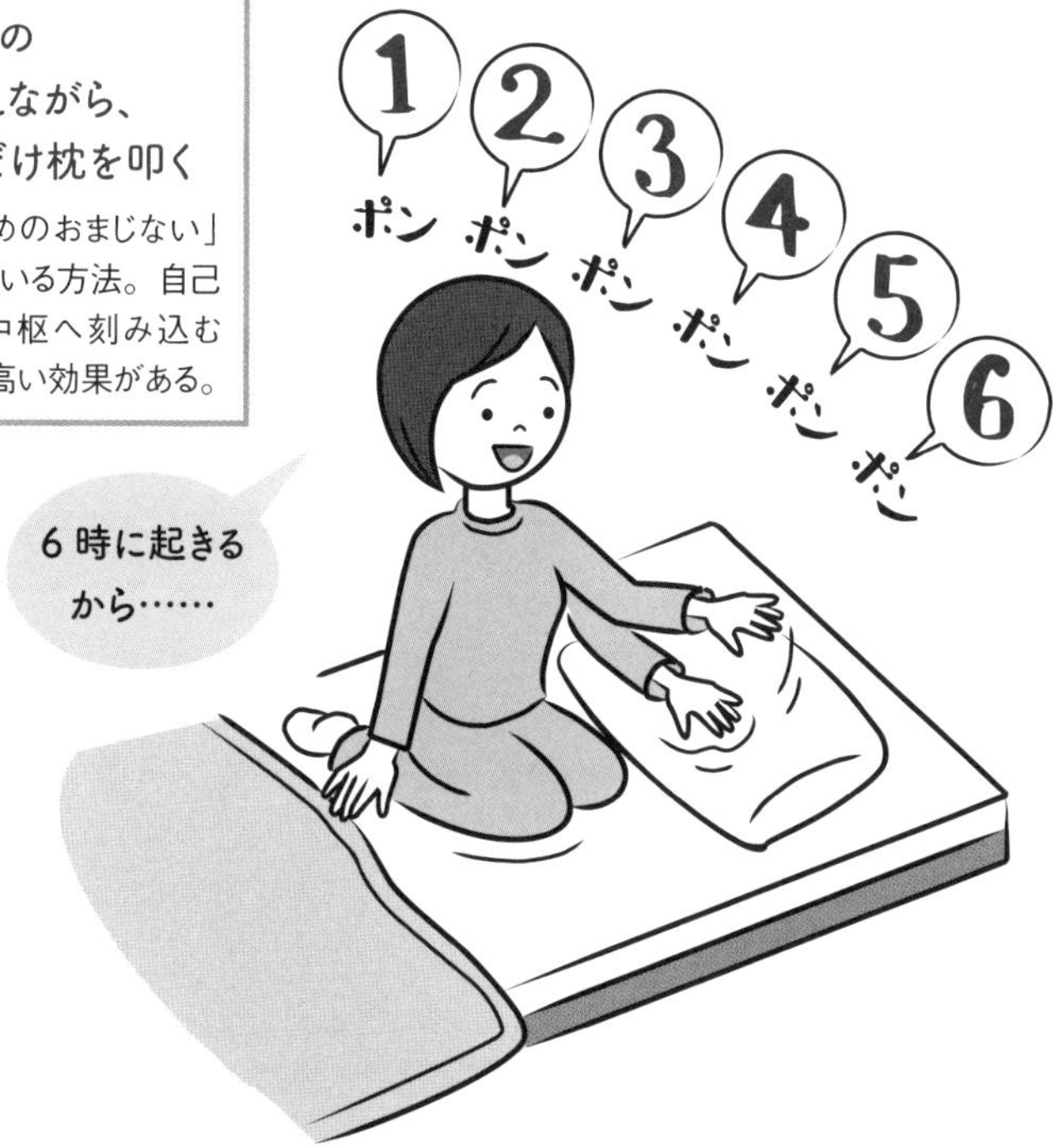
1
2
3
4
5
6
ポン
ポン
ポン
ポン
ポン
ポン
6時に起きるから……

コツ②

「明日起きたらどんないいことがあるか」を考える

「起きる＝快適な一日がはじまる」とイメージづけることで、自己覚醒しやすくなる。

コツ③

「起きられるから大丈夫」と気をラクにして念じる

「起きなきゃ」と思い込むのはプレッシャーとなり、睡眠の質が下がる。自分を信じて気楽に取り組むことで、成功率も上がる。

毎日の二度寝で心身がストレスに強くなる

20分ルールで至福の二度寝

まどろみを楽しむ感覚で

朝にスッキリと目覚めたら、さらに**二度寝するのがおすすめ**です。「二度寝は目覚めが悪いもの、だらしないもの」と思われがちですが、実は**二度寝は心にも体にも役立つもの。二度寝をすると抗ストレスホルモン「コルチゾール」（12ページ）の分泌がそのぶん続くため、心身がストレスに強くなる**のです。さらに二度寝中の脳内はα波が強くなり、脳内麻薬の一種である「エンドルフィン」も分泌されて、ストレスを軽減してくれる効果もあります。

二度寝の目覚めが悪くなるのは、眠り方が原因です。ここでおすすめする二度寝は、短時間睡眠なので目覚めがよく、起床予定時間から大きく寝過ごすことにもなりません。

二度寝のルールは、**「二度寝は一度だけ、20分間だけ」**というもの。20分間の二度寝に途中の目覚めを挟んだ10分×2回の二度寝はOKですが、三度寝、四度寝のように増やしてはいけません。また20分以上眠ると深い眠りに入ってしまい、目覚めが悪くなります。**コツは、まどろむ程度の浅い眠りで切り上げること。**はじめは練習が必要ですが、**慣れればアラームなしでも20分の二度寝ができる**ようになります。「20分で起きる」と念じて自己覚醒能力（114ページ）を働かせるのもよいでしょう。

心身が整う短時間の二度寝

二度寝は、ゆったりとした浅いまどろみを楽しむもの。夜のうちに質のよい睡眠を充分にとれているのが前提です。もし、20 分ではどうしても起きられない、寝起きが悪いと感じるようなら、夜の睡眠の見直しを。

二度寝ルール

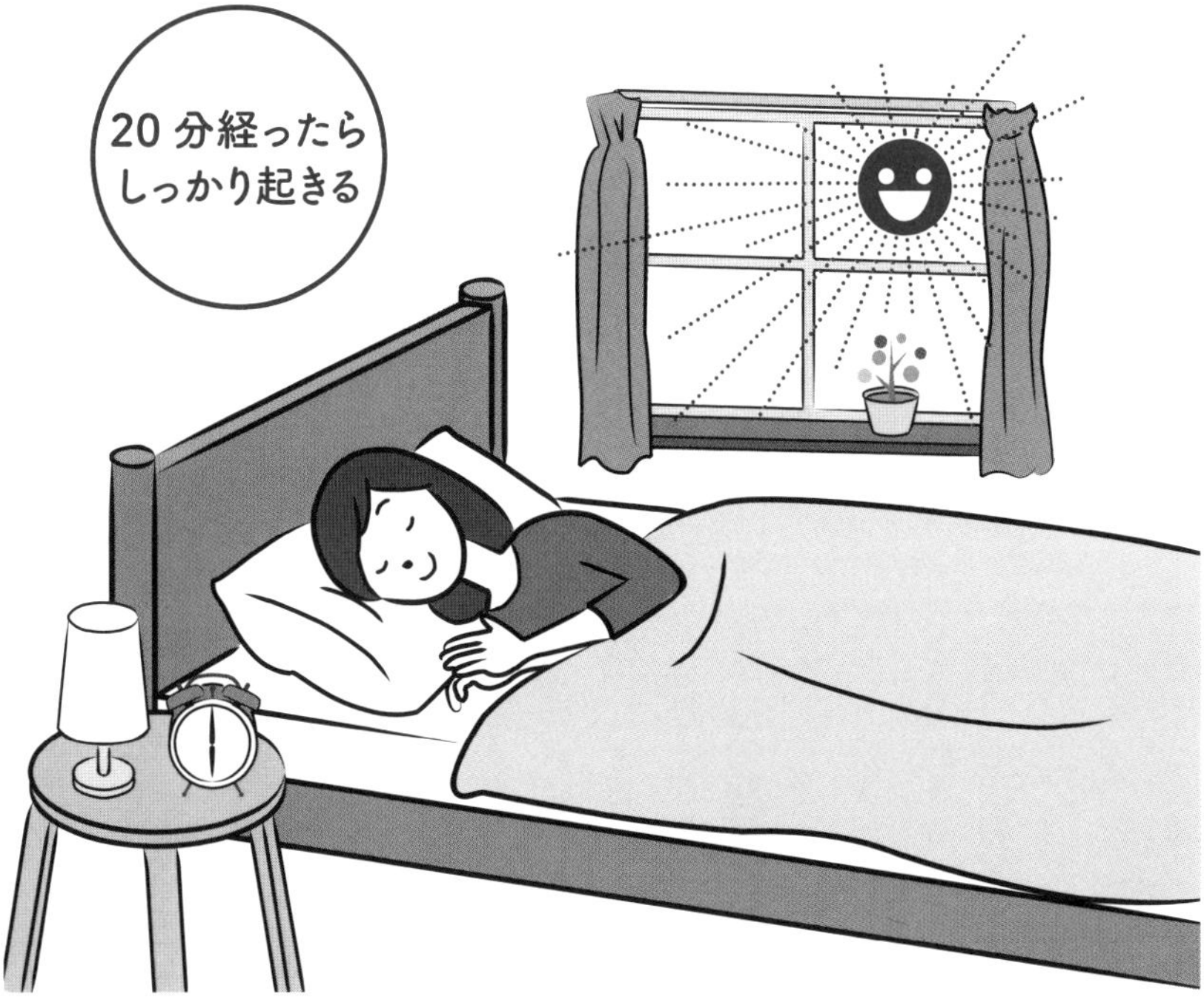
20 分経ったら
しっかり起きる

コルチゾール
心身のストレス耐性
UP
α 波
リラックス度
UP
エンドルフィン
ストレス
DOWN

休日の眠りすぎは体内時計をくるわせる

休日の朝寝坊・早寝は2時間だけ

大きく違う生活は、体内時計をくるわせて「ソーシャル・ジェットラグ（社会的時差ぼけ）」を引き起こし、心身の不調の原因となるのです。

休日にゆっくり眠るときは、体に無理のない範囲にとどめることが大切。体内時計は朝の光を浴びることでリセットされるため、**休日の朝は平日の起床時間から遅くとも2時間以内に目覚め**ましょう。体内時計はおよそ24・2時間で動いているため、2時間ほどまでなら、体に大きな負担をかけることなく調整できるのです。

休日前夜の就寝時間を2時間ほど早めるのもOK。休日中も、昼は体をしっかり動かし、夜はリラックスして過ごすなど、メリハリを意識して平日と同じ生活リズムを保ちましょう。

寝坊も2時間なら負担が少ない

良質な睡眠のためには、平日も休日も起床・就寝時間が同じになるのが理想的。ですが実際には、平日は仕事や趣味のために睡眠時間を削り、休日には睡眠不足をとり返すためにたくさん眠るという人が多いようです。22ページでもお伝えしたように、**事前に睡眠をためておく「寝だめ」はできません**から、平日にたまった睡眠負債を、休日に返済している形になります。

その際、休日にたくさん眠ったのに疲れがとれないと感じるケースがよくあります。その原因は、眠り方。**平日と休日で就寝・起床時間の**

休み明けにスッキリ起きるには+2時間が目安

起床時間を遅くする場合

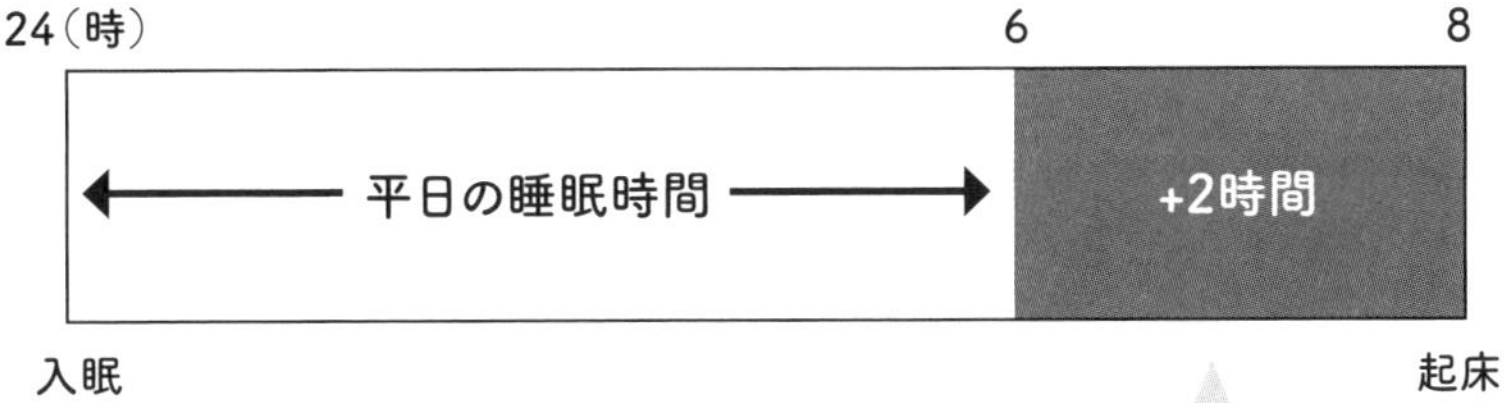

「もっと寝たい！」と思うかもしれませんが、休日明けにスッキリ起きるためには２時間までにとどめましょう。

就寝時間を早める場合

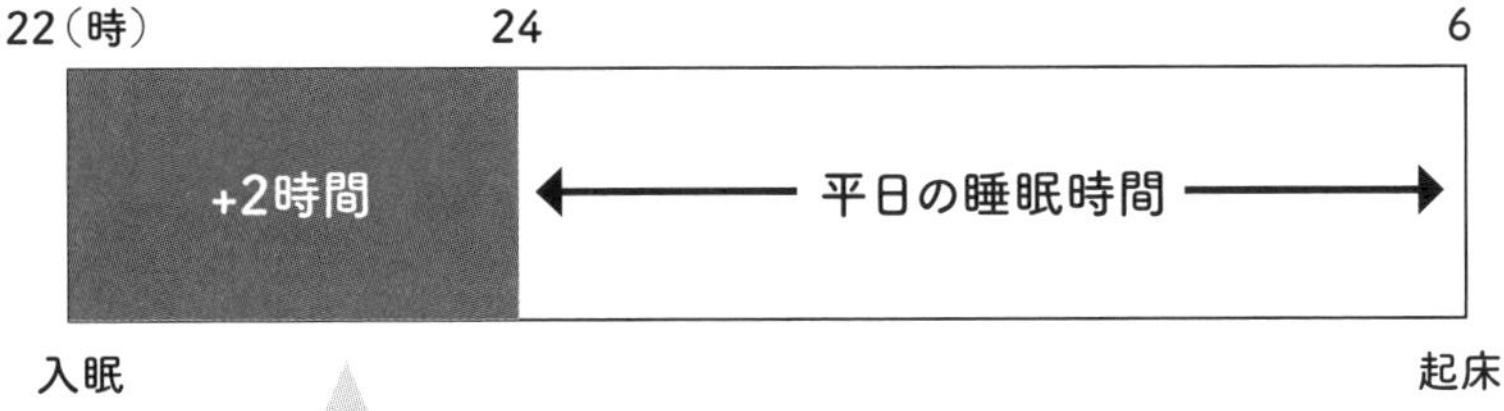

休みの前の日に２時間早めに寝ると、いつもと同じ起床時間でも「たっぷり寝た！」という爽快感があります。

ソーシャル・ジェットラグ（社会的時差ぼけ）とは？

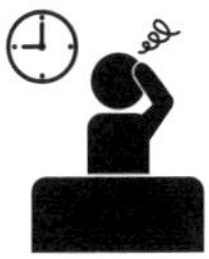

平日と休日で起床・就寝時間が大きくズレることにより、体内時計がくるった状態。心身に負担がかかり、肥満やメタボリックシンドロームになりやすく、気分も落ち込んで抑うつ状態になりやすくなります。

今のあなたはどんな風に眠っている？

睡眠ダイアリーで睡眠状況をチェック

自分のベスト睡眠を知ろう

睡眠はごく個人的なもの。朝型・夜型の睡眠タイプや、最適な睡眠時間など、人によって違います。**自分にとってベストな眠り方を見つけるためには、今の自分の睡眠状況を知ることが必要**。そのために役立つのが**睡眠ダイアリー**です。

睡眠ダイアリーをつけるにはまず、ノートに日付を書き、24時間の目盛りを記入します。24時間制で書くことで、昼夜トータルで把握できるのです。24時間は昼の12時からはじまって、中心に深夜0時がくるようにします。

次に、**「ベッドに入った時刻」「寝ついた時刻」「目覚めた時刻」「ベッドから起き出した時刻」**を書き入れます。寝ついた時刻は夜の寝つき具合を思い出して、大体このくらいという時刻でOK。夜中に目が覚めた時刻や、睡眠薬を飲んだ時刻、日中に強い眠気を覚えた時刻など、**睡眠に関することはすべて記入**します。食事の時刻と、朝のスッキリ感の有無も書き入れましょう。

毎朝目覚めてすぐに書くのが基本ですが、持ち歩いて手のあいたときにサッと書くのもおすすめ。**1週間ごとに見返して、睡眠状態をチェック**します。普段の睡眠時間の長さ、平日と休日の睡眠時間の差、朝や日中に眠気の強い日とそうでない日の違いなどを見ていけば、自分の睡眠傾向や、改善ポイントが見えてきます。

睡眠ダイアリーの書き方の例

睡眠ダイアリーは、自分の睡眠を客観的に把握するためのツール。ですから睡眠に関係のあることはすべて書き込んでいきましょう。お酒を飲んだ日、特別なストレスのあった日などもメモしておくと、睡眠状態を知る手がかりになります。

食事の時間

食事の終わった時間に縦線。食事のあと何時間してから寝たかなどが確認できる。

睡眠時間

睡眠時間（実際に眠っていた時間）は塗りつぶし、ベッドにいても眠っていなかった時間（就寝から寝つくまで・目覚めてから起床まで）は斜線塗り。実際の睡眠時間と床上時間を確認。

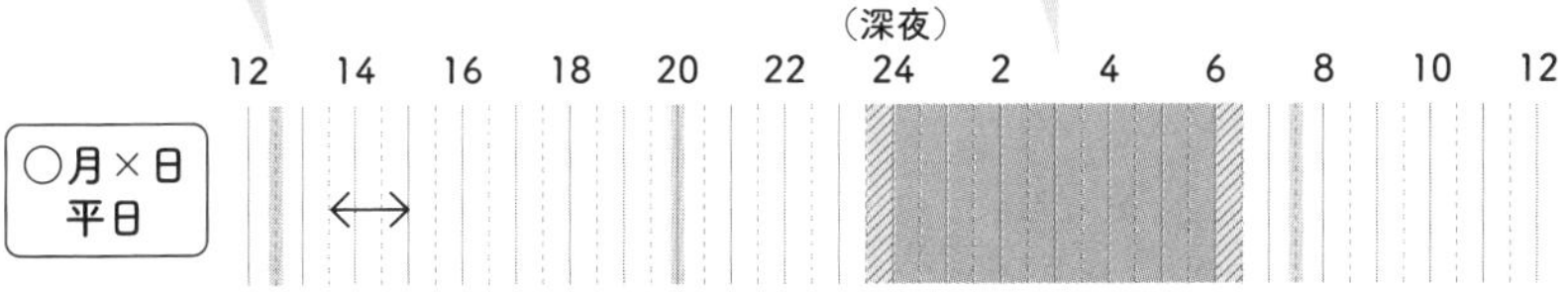

朝の目覚めはまあまあよし。今日は遅刻できない日でちょっと緊張してた。

強い眠気のあった時間

強い眠気を感じた時間は矢印で記入。睡眠時間が足りているか、昼寝が必要かなどの目安になる。

目覚めたときの状態

目覚めのスッキリ感の有無や体の調子など。睡眠時間が長くても心身がスッキリしないときは、睡眠の質が落ちている可能性がある。

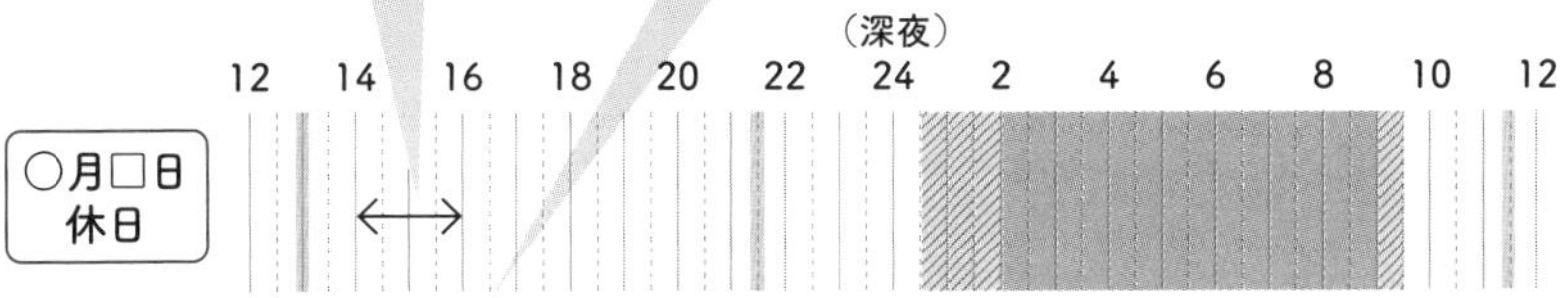

朝、なかなか起きられなかった。夕食のときにワインを２杯飲んだ。夜中に１回トイレに起きた。

睡眠に関係することは何でもメモ

トイレに起きた回数、睡眠薬や晩酌の有無、生活リズムの乱れなど、睡眠に関係することがあれば書き込む。睡眠を客観視する手がかりになる。

睡眠ダイアリーで最適な就寝時間がわかる！

「逆算睡眠法」で自分に合った睡眠を

自分だけの睡眠リズムを把握する

睡眠ダイアリーをつける一番のメリットは、**自分の睡眠サイクルや最適な睡眠時間を見つけられる**こと。それをもとに生活リズムを整えれば、健康的な睡眠を毎日続けられます。

まずは睡眠ダイアリーを見て、**平日と休日の睡眠時間の差**を確認してください。多くの人が平日より休日に長く睡眠時間をとりますが、この差が大きすぎると、**休日のうちに睡眠不足を解消しきれず翌週に持ち越しがち**になります。

1週間を5日平日・2日休日のペースで考えた場合、**2日間の休日で合計4時間以上を平日より長く眠っていたら要注意**。現在の平日の睡眠時間が自分にとって短すぎるサインです。

次は自分の睡眠サイクルを、次ページを参考にして見つけてみてください。睡眠サイクルがわかれば、最適な睡眠時間も計算できます。

最適な睡眠時間がわかったら、**「逆算睡眠法」**の出番です。これは、**まず朝の起床時間を決め、そこから最適な睡眠時間分を差し引いて就寝時間を決める方法**。適切な睡眠リズムで眠れば「成長ホルモンのシャワー」（26ページ）がしっかり行われるうえに、目覚めもスッキリして日中の集中力もアップします。また、睡眠ホルモン「メラトニン」の分泌のタイミングを意識すれば、さらに寝つきやすくなります。

最適な就寝時間は逆算して求める

ノンレム睡眠〜レム睡眠が繰り返される睡眠リズムの1サイクルは、平均は約90分で正常範囲は80〜100分程度。ひと晩に4〜5（たまに6）サイクルを繰り返します（詳しくは16〜21ページ）。これを参考にして、自分の睡眠サイクルを割り出すことができます。

睡眠ダイアリーでスッキリ目覚めた日が……

↓ある

スッキリ目覚めた日の睡眠時間をチェック

一般的なひと晩のサイクル数は4〜6、1サイクルの正常範囲は80〜100分なので、睡眠時間●分÷サイクル数（4〜6）の答えが80〜100分のあいだとなる数字を見つける。

例：420分（7時間睡眠）÷4＝105
420分（7時間睡眠）÷5＝84
420分（7時間睡眠）÷6＝70

▼

84分

↓ない

日常的な睡眠時間をチェック

自分の日常的な睡眠時間と思える時間を選び、4・5・6で割った数値を比較して、共通するサイクルを見つける。

睡眠時間	÷4	÷5	÷6
5時間40分（340分）	85分	68分	57分
7時間（420分）	105分	84分	70分
8時間30分（510分）	128分	102分	85分

▼

84〜85分

↓

自分の睡眠サイクルを4・5・6倍した時間が、自分にあった睡眠時間

睡眠サイクル84分を例とした場合

例：84（分）×4＝336分（5時間36分）
84（分）×5＝420分（7時間）
84（分）×6＝504分（8時間24分）

↓

例
朝6：00に起きたいとしたら……

①起床予定時刻から睡眠時間を引くと

5時間36分前⇒0：40頃
7時間前⇒23：00頃
8時間24分前⇒21：30頃

②メラトニン分泌のタイミングは……

6：00に起床すると
⇒14〜16時間後にメラトニンが増え、その1〜2時間後に眠くなる
⇒眠くなるのは21〜24：00頃

↓

この場合、もっとも最適な就寝時間（眠りに落ちる時間）は①と②に共通する時刻21：30か23：00頃！

なかなか寝つけない、眠りが浅いと感じたら
睡眠時間を減らして睡眠の質をアップ

寝つけない時間を効率的に減らす

最近うまく眠れないと感じるときに見直してほしいのが、ベッドに入ってから実際に眠りにつくまでの時間です。この時間は30分以内が理想、それ以上であれば108ページでお伝えしたとおり一度ベッドから出たほうがいいでしょう。ですが**不眠に悩む人ほど、眠れないのにベッドのなかで頑張る時間が長くなり、余計に寝つけなくなる悪循環になりやすい**ようです。

睡眠で重要なのは「質×量」です。なかでももっとも睡眠にとって大切なのは、寝ついてから最初の3時間にあたる「睡眠のゴールデンタイム」（26ページ）。逆に、睡眠時間を稼ごうとしてよく眠れないのにベッドに長居すると、浅い眠りが増えて、睡眠の質が落ちてしまいます。そんなときに試してほしいのが、**思い切って睡眠時間を短くすること。不眠治療にも用いられる、「睡眠時間制限療法」**という方法です。

この**療法の目的は、ベッドに入っていても眠れていない時間を減らすこと。**まずは睡眠ダイアリーで、実際にベッドに入ってから眠るまでにかかっている時間を確かめ、次ページの方法で、少しずつ取り組んでみてください。体を慣らしながら進めるため2〜3週間の時間はかかりますが、だんだん自分の心身に必要な時間をぐっすり快適に眠れるようになります。

睡眠効率を上げ、睡眠時間を短縮

睡眠時間制限療法は、眠れないのにベッドにいる無駄な時間を減らし、睡眠効率を上げる方法。不眠のある人だけでなく、睡眠の質を上げて睡眠時間を短くしたい人にも効果があります。

睡眠時間制限療法のやり方

①睡眠ダイアリーで現在の睡眠状況を知る

②実質睡眠時間（実際に眠っている時間）を出す

実際に眠っていた時間の1～2週間の平均値を出す。

（寝ついた時刻～目覚めた時刻）－（夜中にトイレなどに起きていた時間）＝実質睡眠時間
1 ～ 2 週間分の実質睡眠時間の総時間÷日数＝現在の実質睡眠時間の平均値

③目標床上時間を出す

床上時間とはベッドの上にいる時間のことで、「実質睡眠時間＋眠れていない無駄な時間」とも言い換えられる。まずはこの無駄な時間が 15 分以内となるのを目標にする。
現在の実質睡眠時間＋ 15 分＝目標床上時間
（ただし 5 時間未満になるときは 5 時間。睡眠不足防止のため）

④就寝・起床時間を決める

不眠がある場合
⇒今の起床時刻から目標床上時間をさかのぼり、就寝時間を決める（今より遅寝になる）
不眠はなく睡眠時間を減らしたい場合
⇒今の就寝時間に目標床上時間を足し、起床時刻を決める（今より早起きになる）

⑤ 1 週間ごとにチェック

現在の実質睡眠時間が目標床上時間に対して何%かを確認。
例：実質睡眠時間が 5 時間半（330 分）、目標床上時間が 345 分であれば、96%
90%以上⇒順調！　目標床上時間を 15 分～ 30 分増やす（不眠がなく睡眠時間を減らしたい場合は、ぐっすり眠れて必要な睡眠を確保できていると感じられれば、床上時間はこのままで OK。体がなじむまで続ける）
80 ～ 90%⇒目標床上時間はそのまま
80%以下⇒目標床上時間を 1 週間前の数字まで減らす

実践中の注意

・昼寝はしない
・布団やベッドを使うのは、睡眠と性生活のときだけにする
（リラックスタイムなどに使わない）
・体が慣れるまで 1 週間ほどは日中の眠気が増すため、眠気覚まし対策を

たった2カ月で睡眠時間が2時間短縮

夜型から朝型に変わるには2週間

睡眠タイプを自分で変えるには

睡眠は得意な時間帯によって朝型・夜型に分けられます。**朝型はヒバリ型とも呼ばれ、早寝早起きで寝つきも寝起きもよく、就寝・起床時間がほぼ一定。**対する**夜型はフクロウ型とも呼ばれ、夜更かし・朝寝坊になりがちで寝つきも寝起きも悪く、就寝・起床時間が前後しがち**です。

一見するとだいぶ違うようですが、実は朝型と夜型は、睡眠の長さや深さにはあまり差がありません。また朝型・夜型は年齢や社会的状況によって割合が変化することがわかっています。つまり**睡眠タイプは固定ではなく、環境や本人の意欲で変えられる**のです。となると「夜型を朝型に変えたい」という人が多いかと思いますが、**睡眠ダイアリーを使えば、早ければ2週間で夜型から朝型に変われます。**また、**2カ月で睡眠時間を2時間減らし、ショートスリーパーになりながら朝型になる**こともできます。次ページを参考に、ぜひ試してください。

睡眠時間を変えるときに大切なのは、1週間に15分・1カ月に1時間にとどめること。これは睡眠時間を急に大きく変えると体内時計がくるい、体に負担がかかるためです。体内時計を整えるために、実践中は朝の光を多めに浴びましょう。サプリメントでビタミンB_{12}やメラトニンを補うのもおすすめです。

睡眠タイプを変えるふたつの方法

下記では、「睡眠時間はそのままで朝型になる」方法と、「ショートスリーパー（短眠者）になって朝型になる」方法のふたつをご紹介します。朝型になるだけなら比較的簡単ですが、短時間睡眠を目指す場合は焦らずゆっくりと進めてください。

2週間で夜型から朝型に変わる
（睡眠時間はそのまま、就寝・起床時刻をズラす）

①睡眠ダイアリーで今の就寝・起床時刻を知る
②毎日10～15分くらいずつ、就寝・起床時刻の両方を早めていく
③2週間後には、睡眠時間の長さは変わらないまま就寝・起床時刻が2～3時間ほど早まり、朝型にシフトできる

2カ月でショートスリーパーになる
（就寝時間はそのまま、睡眠時間を2時間減らす）

①睡眠ダイアリーで、今の自分の就寝・起床時間を知る

②いつもの時間に寝て、15分早起きする（睡眠時間を15分減らす）

まずは睡眠時間を15分減らし、目覚めの状態や日中の眠気、体調などを毎日チェック（ただし14～16時の眠気は自然なものなのでOK）。1週間続けてみる。
・1週間後に、寝起きや日中に眠気を感じる・不調がある場合⇒翌週は今より睡眠時間を10分増やし、それ以降も1週間に5分ずつ減らす形に切り替える
・1週間後に、寝起きや日中の眠気や不調がなくすごせている場合⇒次の週はさらに15分減らす

③1週間ごとに睡眠を見直す

以降、1週間ずつ調整していく。
・寝起きや日中に眠気がある⇒前週の状態に戻す
・寝起きや日中に眠気がない⇒さらに15分減らす（②で5分間隔にした場合は5分）

④順調であれば2カ月後には、睡眠時間が2時間短くなり、そのぶん早起きになっている

実践中の注意

・どうしても実践できないという日もあって当たり前なので、週2回までの失敗はOK。ただし2日連続しての失敗・3日以上の失敗したら最初からやり直しましょう。
・スケジュールの都合や、たんにのんびりするために、意図して失敗日を作ってもいい。その場合、寝坊は2時間以内に。
・焦ってペースを乱すのはNG。無理なくゆっくりと体を慣らす。

坪田 聡（つぼた　さとる）

医師・医学博士。雨晴クリニック院長。日本睡眠学会、日本医師会所属。医師として診療にあたるうちに、睡眠障害がほかの病気の発症や経過に深く関係していることに気づき、高齢者を中心に睡眠障害の治療を開始。その後、治療から予防に診療をシフトし、「快眠で健康な生活を送ろう」というコンセプトのもと、睡眠の質を向上させるための指導や普及に努める。2006 年に生涯学習開発財団認定コーチの資格を取得し、睡眠コーチングを創始。2007 年から総合情報サイト「All About」の睡眠ガイドとして、インターネット上で睡眠情報を発信中。著書に『睡眠は 50 歳から「老化」する』（大和書房）、『女性ホルモンが整う オトナ女子の睡眠ノート』（総合法令出版）、『朝5時起きが習慣になる「5時間快眠法」』（ダイヤモンド社）などがある。

STAFF

編集協力　森本順子（株式会社 G.B.）
表紙デザイン　ヤマザキミヨコ（ソルト）
本文デザイン　森田千秋（Q.design）
DTP　G.B.Design House
編集・執筆協力　陽月よつか
イラスト　ながたかず

企画・編集　尾形和華（成美堂出版編集部）

思考と体がスッキリ！ 睡眠のしくみ

監　修　坪田《つぼた》 聡《さとる》
発行者　深見公子
発行所　成美堂出版
〒162-8445 東京都新宿区新小川町1-7
電話(03)5206-8151 FAX(03)5206-8159
印　刷　広研印刷株式会社

ISBN978-4-415-33250-5
落丁・乱丁などの不良本はお取り替えします
定価はカバーに表示してあります